KB107949

단무지

금연

테라피

단무지 금연 테라피

발행일   2017년 2월 13일

지은이   차 이 리
펴낸이   손 형 국
펴낸곳   (주)북랩
편집인   선일영   편집   이종무, 권유선, 송재병, 최예은
디자인   이현수, 이정아, 김민하, 한수희   제작   박기성, 황동현, 구성우
마케팅   김회란, 박진관
출판등록   2004. 12. 1(제2012-000051호)
주소   서울시 금천구 가산디지털 1로 168, 우림라이온스밸리 B동 B113, 114호
홈페이지   www.book.co.kr   전화번호   (02)2026-5777   팩스   (02)2026-5747

ISBN   979-11-5987-431-4 03510 (종이책)   979-11-5987-432-1 05510 (전자책)

이 도서의 국립중앙도서관 출판예정도서목록(CIP)은 서지정보유통지원시스템 홈페이지(http://seoji.nl.go.kr)와 국가자료공동목록시스템 (http://www.nl.go.kr/kolisnet)에서 이용하실 수 있습니다.
(CIP제어번호: CIP2017003528)

(주)북랩 성공출판의 파트너

북랩 홈페이지와 패밀리 사이트에서 다양한 출판 솔루션을 만나 보세요!

홈페이지 book.co.kr   1인출판 플랫폼 해피소드 happisode.com
블로그 blog.naver.com/essaybook   원고모집 book@book.co.kr

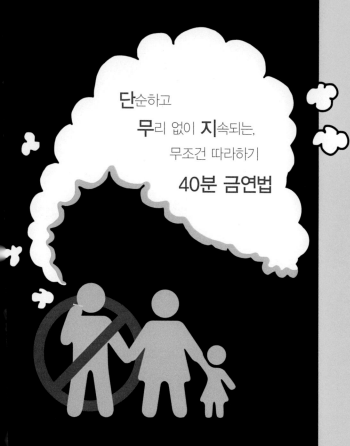

단순하고 **무**리 없이 **지**속되는,
무조건 따라하기
40분 금연법

단무지
금연
테라피

차이리 지음

북랩 book Lab

우리 아이들이 담배가 없는 세상에서 자라나길 바라며…

도시에서 사업을 하시던 나의 아버지는 어느 날 귀향을 결심하셨다. 1학년부터 3학년 1학기까지 다니던 도시의 초등학교를 뒤로 하고 할아버지, 할머니가 계신 시골로 전학을 갔다. 시골길을 따라 거닐던 학교와 우리 집 사이의 등굣길에는 나와 친구들의 웃음소리와 코스모스 향기가 가득했다.

장손이었던 나는, 할머니가 귀한 반찬으로 따로 차리신 할아버지 밥상에서 아버지와 삼촌들을 제치고 할아버지와 늘 같이 식사를 하는 특권을 누렸다. 할아버지께서는 그 시골에서 구하기 힘든 귀하디 귀한 갈치를, 그것도 가장 큰 몸통을 언제나 내게 주셨다. 나는 또 할아버지 할머니가 주무시는 안방에서 늘 함께 잠을 청했다. 아침 6시면 어김없이 새마을 운동가가 낡은 하늘빛 아날로그 라디오에서 흘러나왔다.

"새벽종이 울렸네~ 새 아침이 밝았네~"

내가 그 노래 소리에 잠을 깨서 눈을 떠보면, 할아버지는 언제나 세상 가장 편안한 표정과 모습으로 담배를 입에 물고 계셨다. 그리고 나서도 할아버지가 언제든 늘 방에서 담배를 피우셨던 탓에 할머니는 담배꽁초로 가득한 재떨이를 비우시며 "아이고, 더러워 죽겠다!" 내지는 "아이고 냄새야!"를 연신 외치고 계셨다.

하지만 할아버지는 그런 할머니의 타박에도 전혀 아랑곳하지 않으시고 끊임없이 담배를 피우셨다. 주무시기 전에도, 심지어 주무시는 중간에 깨서도 여러 대를 피우셨다. 그래서 할아버지는 그 당시에 판매되던 거의 모든 담배들을 두루 섭렵하셨던 것 같다. 새마을, 환희, 청자, 은하수, 한산도, 거북선, 솔, 장미 등등….

나는 할아버지 담배 심부름도 곧잘 했었다. 할아버지의 담배 연기가 마냥 좋았다. 나를 아끼고 사랑해 주시던 할아버지의 코와 입에서 뿜어져 나오는 연기가 참 아늑하고 풍요로웠다.

비겁한 핑계일지 모르지만, 그렇게 담배는 내 짧았던 유년기에서 나를 가장 사랑해 주시던 할아버지와 함께 행복의 이미지로 각인되었다. 덧붙이자면, 유년기를 지나 청소년이 된 후에도 내가 살던 작은 시골 마을에서는 놀 거리가 없어 그랬는지 어지간한 동네 형들이 중학교 2, 3학년이 되면 담배를 피우기 시작했다. 그리하여 내가 중학교 2학년 때 담배를 처음 시작하게 된 것은 그리 이상한 일이 아니었다.

그렇게 내 어린 시절부터 함께해 온 추억의 담배…. 나이가 들면서 건강상의 이유로 끊어야겠다는 생각은 했으나, 그 생각을 실천에 옮기는 일이 만만히 볼 쉬운 일이 아님을 깨닫기까지는 오래 걸리지 않았다. 남들이 하는 방법은 당연히 다 해보았다. 참았다가 다시 피우면 더 끊기 힘들었다. 은단도, 금연패치도 소용없었고, 전자담배는 더욱

별로였다. 그러다 정말 우연한 기회가 찾아왔다.

    스트레스가 극심하던 어느 날, 나는 담배 5갑 정도를 몰아 피우게 되고, 그 다음 날 갑자기 쓰러져서 병원에 실려 가게 되었다. 처음에는 가슴이 답답해서 주먹으로 가슴을 치다가, 주저앉았다가, 결국 숨이 안 쉬어졌다. 그냥 바닥에 누워버렸다. 사람들이 내 주위로 몰려들었다. 어느새 내 눈동자가 뒤집히고 입이 왼쪽으로 돌아갔다. 심장이 미친 듯이 펌프질을 해대는지 온몸의 피가 세차게 내달리는 듯했고 이상하게도 팔과 다리가 움츠러들었다. 목과 사타구니의 동맥이 터질 듯 부풀어 올랐다. 그 와중에도 자꾸만 '이대로 죽으면 안 되는데… 아직 애들도 어린데…' 이런 생각만 떠올랐다.

    정신을 차려보니 내가 구급차에 실려 가고 있었다. 응급실에 도착하니 의사의 소견은 생각보다 매우 짧고 간단했다. 과호흡, 즉 숨을 너무 자주, 많이 쉬어서 그렇다는 것이었다. 심지어 아무 이상이 없다고도 했다. 나는 이러다 죽을 수도 있겠다, 마지막일 수도 있겠다는 생각을 하며 죽을 뻔했는데 말이다.

그리고는 한 달 정도 회사를 쉬었다. 뭔가가 잘못된 것이 틀림없었다. 이대로는 정말 큰일 날 수 있겠다는 느낌이 들어 본능적으로 두려워졌다. 그 이후 내키지 않았지만 일 년 정도 신경정신과 치료를 받았다. 내가 모르는 정신적 혹은 심리적인 요인이 있다고 판단했다. 놀랍게도 나는 공황장애 환자였다. 별거 아니었다. 스트레스를 과도하게 받으면 누구에게나 생길 수 있는 병이었다.

공황장애 치료 과정에서 나는 사람의 뇌가 외부 요인에 의해 자극을 받고 반응을 한다는 것을 몸소 체감할 수 있었고, 그리하여 나를 죽음으로 몰고 갈 뻔했던 담배중독도 나의 뇌를 적절하게 자극하면 해결할 수 있지 않을까 하는 생각을 하게 되었다. 이러한 생각에 생각을 더해 나만의 해결책을 찾게 되었다. 신기했다. 너무나 신기했다. 지금은 내 주변 모든 이가 술을 마시는 회식 자리나, 친구 모임 자리에서조차 담배 생각이 전혀 안 난다. 스트레스가 극심할 때도 마찬가지다.

지금은 누가 뭐래도 담배는 백해무익이 맞다. 이 문제를 해결하는데 30년이 넘게 걸렸다니…. 적어도 내 아이들은 평생 담배를 모르고 살아갈 수 있었으면 좋겠다. 내가 고민하고 수없이 시도해서 결국 성공하게 된 이 방법으로 담배를 좋아하시는 아버지나 할아버지가 담배를 끊음으로 인해 내 아이들의 친구들도, 또 그 친구들의 친구들도 담배를 모르고 건강하게 살아갈 수 있기를…. 그리고 그러한 아버지, 할아버지, 아이들이 점점 더 많아지길 바라며 이 책을 쓴다.

차례

프롤로그   5

1부

나는 왜
금연을 못했을까?

1. 금연 의지를 불태우겠어   17

2. 은단 드시고 금연하세요   21

3. 건강? 전자담배 피우면 돼   23

4. 금연 광고 정말로 끔찍하군   27

5. 딱 이번 한 대만 피울 거야!   29

6. 군대와 담배, 그 환상 조합   36

7. 네이밍(Naming)이 예술이네   41

8. 담배가 기호품이라고?   45

9. 앗, 그분께서도?   51

10. 호랑이 담배 피우던 시절   55

2부

단무지 테라피란?

1. 정말 어렵고 힘들지 않을까?   62

2. 정말 효과가 있을까?   65

3. 기본 개념을 알아보자   67

4. 여기서 잠깐! (25년간 하루 한 갑)   75

5. 단무지 테라피의 구성   81

3부

단무지 테라피 시작

기본 테라피   93

증강 테라피   133

종합 테라피   171

테라피를 마치며   **190**

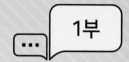

1부

나는 왜 금연을 못했을까?

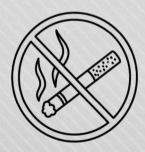

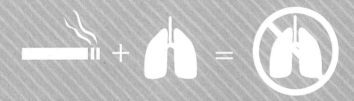

"요즘은 담배를 안 끊는 사람들이 더 독한 사람들 아닌가?"라고 말씀하시는 야속한 분들이 더러 계시다. 담뱃값도 '대폭' 인상되었고, 담배를 피울 수 있는 공간도 점점 줄어들고 있으며, 주위에 너 나 할 것 없이 특히 해마다 연초가 되면 금연 열풍이 불어닥친다. 그런 까닭에 비흡연자 입장에서 보면 아직도 담배를 피우는 사람들이 있다는 자체가 도무지 이해되지 않을 것이다.

하지만 내가 보기에 이것은 '흡연 중독'을 단 한 번도 경험해 보지 못한 분들이 할 법한 말이다. 일단 흡연 중독 상태에 이르면 완전히 담배를 끊는다는 것은 거의 불가능하다는 사실을 흡연자들은 경험으로 알고 있다. 통상 5년에서 10년 정도 담배를 피우는 사람들 중 일부는 언제든 담배를 끊을 수 있다고 굳게 믿는다. 나 역시 자신감 충만한 그 일부 중 하나였으니까. 그러나 지나서 생각해보니 그러한 근거 없는 자신감이 내가 그 후로도 오랜 기간 동안 계속 흡연을 하도록 했던 핵심적인 이유가 아니었나 싶다.

결국 시간이 더 흘러 흡연 중독 중증 상태에 이르게 되니 이번에는 '담배 끊을 생각이 별로 없다.' 내지는 '담배 끊을 생각이 전혀 없다.'는 식으로 바뀌게 되었다. 담배를 끊어야 한다는, 혹은 끊는 과정에서의 스트레스보다 차라리 담배를 피우는 것이 내 스스로 편하기 때문에 이르는 생각일 것이다. 담배를 20~30년, 혹은 그 이상 피워 오신 분들 중에는 자신이 흡연 중독이라는 생각 자체를 못하시는 분들이 꽤 많으실 것이다. 오히려 '담배는 습관'이라고 여기는 분들이 상당수일 것으로 생각한다.

30년 넘게 담배를 피워 온 내 경험상 담배를 근본적으로 끊는 것은 불가능에 가깝다. 나에게 우리 주변에서 흔히 접할 수 있는 기존의 금연 방식들은 단기간에 반짝 효과가 있어 보일 수는 있었지만, 근본적으로 흡연 중독에서 완전히 벗어나게 해 주는 수단이 되지는 못했다. 기존의 금연 방식들이 왜 결국 실패할 수밖에 없었는지, 그리고 나는 왜 계속 담배를 피울 수밖에 없었는지에 대한 핑계 아닌 핑계를 고도 흡연 중독을 겪은 나의 경험을 중심으로 1부를 구성하였다.

1. 금연 의지를 불태우겠어

"오빠, 담배 피웠어?" 웬만한 강아지보다 냄새를 더 잘 맡는 와이프가 대뜸 한마디 한다. "어… 한 대…" 이렇게 나는 얼버무린다. "이거 한 대 피운 냄새가 아닌데, 담배 끊은 거 아니었어?" 이렇듯 와이프의 금연 잔소리는 나에게 담배를 끊을 결심을 하게 끔 하는 주요 계기가 되어주었다. 기존 금연 캠페인에서도 사랑하는 가족들을 생각하며 인내하라고 한다. 금연스쿨에 가면 담배의 중독과정과 위험성을 알려주고 참아야한다고 강조하며 약까지 처방해 준다.

과연 이렇게 참으라고만 하는 금연 교육방식이 진정한 금연을 가능하게 해줄까?

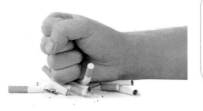

기존 금연교육방식

이해하고 노력하면 끊을 수 있다

| 흡연에 발디딤 | 흡연 중독 | 니코틴 의존 | 니코틴 갈망 | 뇌쾌감 발생 |

이해하고 노력해도 결국 실패 (98%)

결론부터 말하라면 '불가능하다'이다. 며칠, 몇 주, 몇 달까지 억지로 참아볼 수 있겠지만 이미 흡연에 중독된 나의 뇌는 내 모든 신체 기관들에게 끊임없이 담배를 피우고 싶다고, 담배가 필요하다는 신호를 보내며 나를 들들 볶아댄다. 금연 의지를 불태우다가 내 몸이 바짝바짝 말라 타버릴지도 모를 일이다. 인생 자체가 괴롭다. 매일매일 그 신호들을 애써 무시하고 억지로 참아야 하기 때문이다. 이 스트레스를 받느니 차라리 다시 피우는 것이 낫다고 생각한다. 결국 한 대를 피운다. 그리고는 그전보다 더 많이 피운다.

여기에 딱 어울리는 표현이 있다.

말짱 도루묵….

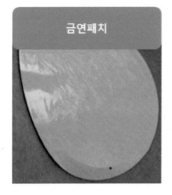

금연패치

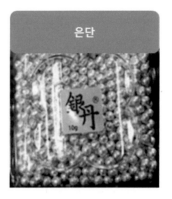

은단

2. 은단 드시고 금연하세요

담배를 끊어 보려 의지를 불태우다가 몇 번의 실패를 거듭하게 되니 그 다음으로 내가 선택한 것은 금연 보조제이다. 그런데 금연이 가능하다고 선전하는 금연 보조제들은 말 그대로 보조수단이지 근본적인 방법이 아니었던 것이다.

나처럼 흡연 중독이 심했던 경우에는 은단을 먹고 담배를 참아보다가 결국 한 대를 피워 물면 담배가 더 달고 맛있었다. 입안에 은단향이 남은 상태여서 그런지 담배 맛이 더 개운하고 좋았다.

　금연패치를 붙이고 담배를 피우면 담배 맛이 이상해서 끊는 것이 아니라, 오히려 짜증나서 금연패치를 떼어내고 담배를 다시 피울 지경이었다. 금연패치를 붙이고 있으면 왠지 몸이 이상해지는 것 같은 느낌도 한몫했다.

　내 경험상 금연 보조제로 담배를 끊겠다는 생각은 장기적인 금연 효과로 이어지지 못했다. 어린아이가 충치 예방을 위해 사탕 대신 과일이나 고구마를 간식으로 먹는다고 해서 사탕이 맛없는 음식이 되지 않는 것처럼, 금연 보조제를 사용한다고 해서 담배를 완전히 기피하게 되지는 않는다는 것이다. 결국 한 모금의 연기만으로도 상황은 금연 결심 이전으로 돌아가게 된다.

3. 건강? 전자담배 피우면 돼

　건강이나 피부미용에는 신경을 써야겠고 담배 끊기는 날이 갈수록 힘들어지면서 나는 전자담배에 관심을 가지게 되었다. 니코틴만 들어 있고 나머지 발암물질은 전혀 없다고 하니 진심 귀가 솔깃해졌다.

　문제는 전자담배를 피워서는 내가 익히 알던 담배의 그 맛이 나지 않는다는 것이다. 나의 뇌는 내가 원래 알던 담배 맛을 이미 정확히 기억하고 그 맛에만 쾌감을 느끼도록 중독되어 있었던 것 같다. 결국 다시 담배로 원상복귀 하는데 걸리는 시간은 불과 몇 개월도 되지 않았다. 내 주위의 어떤 분들은 전자담배와 일반 담배를 번갈아 피우시기도 한다.

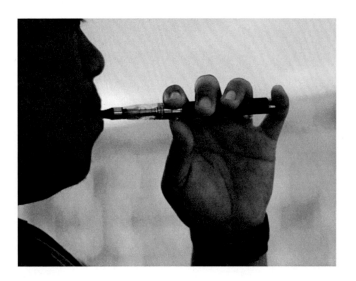

왜 그러시는지는 나와 똑같은 경험 때문이 아닐까 조심스레 예측해본다. **완전 대체는 불가능하니까.**

또 다른 전자담배의 문제는 내 심장이 미친 듯이 두근거렸다. 전자담배는 다른 발암물질 없이 니코틴만 들어 있다 하니 오히려 그 영향으로 두근거림 현상이 나타나지 않았을까 생각한다. 니코틴은 인간에게 각성 효과를 줄 수 있지만, 또한 독성을 지녀 신경을 흥분시키거나 장·혈관을 수축시키고 혈압의 상승을 촉진시킨다고 한다.

그 이후로 친구들 중에도 전자담배를 시도해 보려는 이들이 있는데 나는 손목 잡고 말린다. 수십만 원가량의 거금만 날리는 결과를 초래한다고 우기며….

25

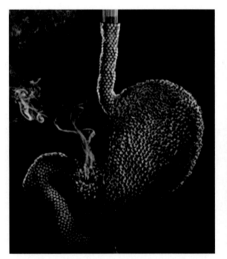 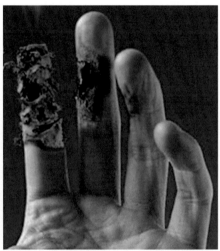

4. 금연 광고 정말로 끔찍하군

금연 광고는 내 의지와 상관없이 여러 매체를 통해 하루에도 몇 번씩 어렵지 않게 접하게 된다. 예전부터 금연 광고는 있었는데 내가 30년 동안 담배를 피웠다는 사실만으로도 미안하지만 나에게 효과가 있었는지 의심하지 않을 수 없다. 예전에도 그랬지만, 특히 우리가 가장 쉽게 볼 수 있는 TV의 금연 광고 콘셉트가 공포심 유발이다.

일단 보면 끔찍하다. 순간 '그래, 담배는 나쁜 거야. 나도 저렇게 되기 전에 이제 그만 피워야지.' 하는 생각이 잠깐 들기도 한다. 그런데 바로 슬슬 약이 오르기 시작한다. 내가 담배를 지속적으로 많이 피우게 되면 광고에 나오는 것처럼 암이나 큰 병에 걸릴 확률이 그렇지 않은 경우보다 훨씬 높아지는 건 사실이겠지만 시간이 걸려 서서히 일어날 일이고, 내가 어린아이도 아닌데 지금 담배를 피우면 내일이라도 당장 그렇게 될 것마냥 겁을 주는 것처럼 느껴져 어쩐지 실감이 나지 않는다. 그동안 너무 많은 금연 광고에 만성이 된 탓이리라.

그럼에도 불구하고 최근에 봤던 인상적인 광고가 있다.

'흡연으로 인한 사망자 수, 교통사고 사망자 수의 약 10배'

정확히 내 심금을 울리는 말이다. 하지만 문제는 금세 잊어버린다는 데 있다. 담배를 즐기는 친구한테 그 광고 얘기를 하면서 경각심을 일깨우려 한 적이 있는데, 그 친구 왈, "그래? 그렇게 많아? 그럼 교통사고보다 좀 더 조심하면 되겠네." 하면서 보란 듯이 담배에 불을 붙이고 있었다. 결론은 이러한 공포 유발을 목적으로 한 금연 광고 역시 근본적인 금연 해결책으로서는 부족하다는 것이다.

5. 딱 이번 한 대만 피울 거야!

술, 당구, 골프, 포커, 업무 스트레스….

얼마간 참았다가도 다시 흡연할 수밖에 없게 되는 대표적인 흡연 유발 내지 흡연 충동 요인들이다. 나에게 이 중 제일을 꼽으라면 주저 없이 술이라 하겠다. 끽연가들이 술을 마실 때 담배는 빠지려야 빠질 수 없는 약방의 감초이다. 같이 모여 술 한잔 먹다가 한 명이 담배를 한 대 피워 무는 순간 너무나 자연스레 옆에 있던 사람도 같이 한 대를 피워 물게 된다. 알코올을 섭취하는 것만으로도 뇌는 쾌감을 느낀다고 한다. 거기에 담배까지 더해지면 우리의 뇌는 '금상첨화'의 지경에 이르게 될 것이다.

그러나 이성적으로 생각해 보면 우리가 아는 상식만으로도 이는 실제 몸을 크게 상

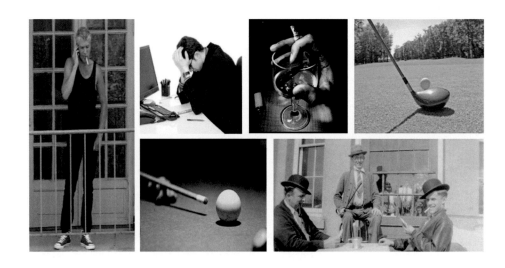

하게 하는 것이므로 금상첨화의 지경은 아니다. 하지만 우리의 뇌는 술과 담배가 결합된 이 상태를 '진정한 금상첨화의 지경'이라 착각을 하는 듯하다. 실로 기분이 좋아도 너무 좋다.

포커나 당구, 골프도 예외는 아니다. 혹시 친구들과 밤새 어울리며 포커를 쳐본 적이 있는가? 그렇다면 밤새 피워대는 담배 연기에 찌든 냄새와 함께 재떨이에 수북이 쌓인 담배꽁초를 본 경험이 있을 것이다. 어떻게 포커게임이 나에게 그간의 힘들었던 금연 노력을 순식간에 포기하고 또다시 담배를 피우도록 이끄는지 그 과정에 대한 내 생각은 이렇다.

포커게임은 매 순간 짜릿함과 실망감이 반복되는 게임이다. 긴장이 가득한 매 판마다 승부가 갈리며 우리의 뇌는 쾌감과 실망감의 잦은 교차 반복으로 인해 매우 불안정한 상태로 내몰리게 될 것이다. 이렇게 극도로 불안정해진 뇌는 안정의 만족 상태를

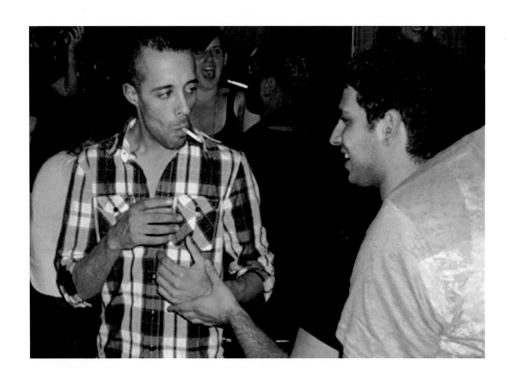

만들기 위해 우리의 몸속 세포기관에 담배연기를 보내달라는 신호를 매우 강하게 그리고 자주 보내게 된다. 평소 한 갑을 피우는 사람이 포커게임을 할 때는 두세 갑씩 피우게 되는 것도 바로 이러한 이유 때문이다. 당구나 골프를 할 때도 이와 유사한 경험을 하게 된다. 그래서 이러한 유혹의 상황을 직면하게 되면 담배를 끊었다가도 다시 쉽게 무너지고 마는 것이다.

흡연에 중독된 이상 금연 결심을 하고 잘 참아 오다가도 결정적으로 무너지는 경우는 또 있다. 바로 흡연하는 친구들과 밀폐된 공간에서 같이 있어야 하는 경우이다. 이 경우 친구들이 권하지 않더라도 스스로 무너져 내리는 순간적인 충동이 생긴다. '간접흡연이 더 나쁘다는데 그냥 직접 피우는 것이 차라리 낫겠어.' 정말 미칠 노릇이다.

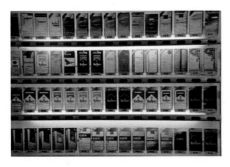

**단돈
4,900원**
(라이터 포함)

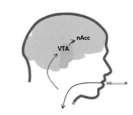

이번 한 번만

수시로 울려대는 뇌의 무자비한 담배 SOS 신호에도 불구하고 큰맘 먹고 내 주변 여기저기에 널려 있던 담배를 다 없애 버리기도 여러 번이었다. 담배를 못 피우는 순간적인 극심한 고통이 뒤따르겠지만 그렇다고 죽지는 않겠지 자못 비장한 각오였다.

하지만 현실은 가혹했다. 집과 사무실, 그 외 어디를 가든 건물만 나서면 편의점이 내 주위 곳곳에 들어서 있다. 무엇을 사러 들어갔나에 상관없이 편의점에 들어서자마자 제일 먼저 눈에 띄는 코너가 바로 담배 진열대이다. 이러니 어찌 담배를 끊을 수 있단 말인가? 만 원짜리 한 장 건네면 담배와 일회용 라이터를 세트로 살 수 있다. 거스름돈 5,100원은 덤이다. 방금 전 회사 동료가 담배 같이 피우러 가자는 걸 담배 끊었다며 매몰차게 거절하고 왔는데 어느새 계산대에서 만 원을 내밀고 있다.

6. 군대와 담배, 그 환상 조합

'전우'라는 유명한 군가가 있다. 시인 박목월이 노랫말을 쓴 우리나라 대표 군가이다. '한 가치 담배도 나눠 피우고 기쁜 일 고된 일 다 함께 겪는~'

실제로 나는 우리 전우들이 이 노래를 부르며 담배를 나눠 피우면서 진정한 전우애를 느꼈다고 생각한다. 내가 신병교육대 훈련시절 4인 1조로 초소근무를 섰을 때 일이다. 동기들 넷이서 한꺼번에 초소 근무를 나가는 훈련이 있었다. 그것도 새벽에 말이다. 사회를 떠나 군대에서 힘든 훈련 중이던 신병들은 새벽 초소 근무가 생경했었다. 하지만 넷이서 함께라는 이유로 서로에게 의지하는 기분이 더 크게 느껴졌을 터였다.

그런데 초소 근무 중에 놀라운 일이 있었다. 동기 중 하나가 솔담배 한 개비와 라이터를 몰래 가져온 것이다. 전날 신병교육대 취사반으로 무 깎는 일에 차출되었다가 취사반 사병으로부터 얻어온 것이라 했다. 그 동기는 나머지 셋에게 영웅 대접을 받았고, 그날 밤 우리 넷은 철모를 벗어 불빛을 숨기고 서로를 감싸며 솔담배 한 개비를 서로 나누어 피웠다. 추운 겨울날 그렇게 우리는 숨죽이며 뜨거운 전우애를 느꼈었다.

'콩 한 쪽도 나눠 먹는다'는 옛말이 있다. 이는 같이 나누고 돕는 미풍양속을 빗대 우리 민족의 공동체 문화를 엿보게 하는 좋은 말이다. 그런데 '한 가치 담배도 나눠 피우고~'라는 가사에서 보듯 '전우'라는 군가에 이를 매우 자연스럽게 조화시켰다. 내 경험상 정말 완벽한 조화임에 틀림없다. 즉, 담배를 나눠 피우면서 끈끈한 전우애가 생긴다고 믿게 만드는 것이다. 그렇게 군인들은 담배에 쉽게 빠져든다. 나를 포함하여 남자들은 군대에서 이렇듯 담배에 대한 좋은 추억을 은연중에 뇌 속에 각인시킨다.

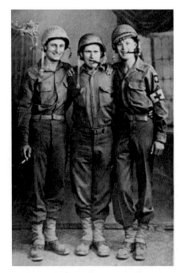

한 개비 담배도 나눠 피우고 기쁜 일, 고된 일 다 함께 겪는 전우

예전 군대에서는 장병들에게 담배를 매달 지급했다. 담배를 받지 않겠다고 하는 장병들에 한해서만 담배 대신 돈으로 줬다. 쉽게 말해 군대에 가면 누구든 담배를 쉽게 접하게 되는 환경이었다.

우리들은 그렇게 힘든 훈련 속에 **'한 가치 담배도 나눠 피우고~'**를 부르며 담배에 빠져들었던 것이다.

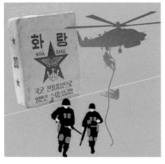

7. 네이밍(Naming)이 예술이네

다시 군대 이야기를 하자면, 군대에 지급된 최초의 군용 담배는 1949~1981년 말까지 지속된 '화랑'이었다. 화랑은 신라가 고구려와 백제를 무너뜨리고 삼국 통일을 이루어내는 데 지대한 공헌을 했던 신라의 청소년 수양 단체이다. 문벌과 학식이 높고 외모가 단정한 사람으로 조직하였으며, 심신의 단련과 사회의 선도를 이념으로 하였으나, 전쟁이 일어나면 나라를 위해 누구보다 앞장서 싸우러 나갔던 준비된 전사들이었다.

당시 대한민국 군대는 장병들이 화랑 담배를 피우면서 화랑도 정신을 계승하길 바랐을 것이다. 자연스레 군인들은 화랑 담배를 피우면서 자긍심과 전우애를 북돋웠을 것이다. 당시 군인이라면 누구나 되고 싶고, 가져야 했을 정신인 화랑이라는 이름이 붙

41

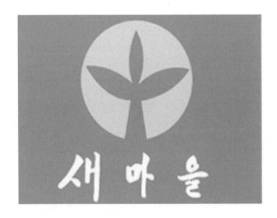
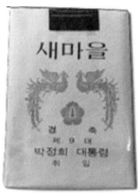

여진 담배를 마다할 군인들이 과연 몇 명이나 되었을지 궁금해진다.

화랑 담배에 맛을 들인 군인들이 전역한 이후에도 충무공 이순신 장군을 떠올리게 하는 한산도와 우리나라의 자랑인 백자를 별다른 거부감 없이 계속해서 피울 것이라는 사실을 당시 담배를 생산·판매했던 국가가 당연히 알고 있지 않았을까 말한다면 나의 지나친 추측일까?

네이밍(Naming)이 예술인 대표적인 다른 예는 '새마을' 담배라고 할 수 있다. 새마을 운동이 한창이던 1966년 새마을 담배가 출시되었다. 전국가적인 근대화 운동을 벌이던 그 시기에 국민들의 애환을 달래주는 담배의 이름이 바로 새마을이었던 것이다. 실로 담배 이름이 당시 시대상을 반영한다고 볼 수 있겠다. 국가는 담배를 통해 군인들에게는 화랑도 정신이, 일반 국민들에게는 새마을 정신이 자연스럽게 고취되기를 바랐을 것이다. 의도적이었는지 알 수 없지만 새마을 담배 가격이 저렴해서 당연히 가장 많이 팔리던 담배였을 것이고, 가장 많이 피우던 담배였을 것이다.

저렴한 가격 덕분으로 일단 새마을 담배에 맛을 들인 국민들은 이후 한층 풍미가 좋아진 환희, 한산도, 청자, 은하수, 솔 등 점점 더 다양해지는 담배 라인업에 매료되어 갔을 것이다. 오죽하면 "밥은 굶어도 담배는 못 굶는다."는 말도 있지 않은가. 누구나 아는 사실이지만, 담배 가격의 대부분은 세금이다. 국민들이 이토록 담배를 많이 피우며 별다른 저항 없이 세금을 내주니 국가는 더 많은 세수를 확보하기 위해서라도 더 나은 맛의 다양한 담배가 지속되기를 원하는 것이라고도 볼 수 있다. 누이 좋고 매부 좋은 격이기 때문이다.

8. 담배가 기호품이라고?

앞서 말한 것처럼 전쟁과 기근을 경험한 이전 세대들은 시대적 상황에 의해서 담배를 자연스럽게 받아들이게 되었다고 할 수 있다. 담배는 서민의 애환을 달래주는 기호품이라고 여기는 이전 세대들의 인식은 어쩌면 당연할지도 모르겠다. 하지만 이러한 인식에는 담배가 건강을 심각하게 해치는 것이라는 개념은 전혀 들어 있지 않다. 이전 세대들은 이러한 담배 친화적인 인식으로 인해 부지불식간에 담배를 기호품으로 더욱 즐기게 되었고 그 다음, 다음 세대들에게도 상당한 영향을 미치게 되었다. 할아버지가 담배를 피우니 아버지도 손자도 담배를 피우는 것이 별로 이상할 것이 없었던 것이다.

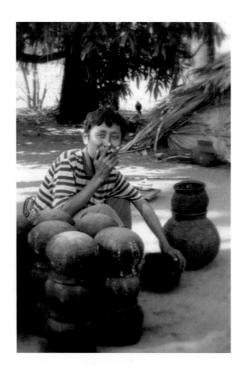

"담배를 피우고도 오래 살 사람은 오래 산다. 반대로 담배를 안 피우고도 빨리 죽는 사람들도 얼마든지 있다."

오랜만에 만나 뵈었던 시골 동네 어른께 건강을 생각해서 이제 그만 담배를 끊으시는 게 좋지 않겠냐고 말씀드렸더니 돌아온 대답이다. 정말 진정한 애연가로서의 면모를 유감없이 보여주시는 말씀이다. 순간 그런가 싶은 생각이 스쳐 지나갔다.

처칠과 덩샤오핑 같은 유명 애연가 인사들이 90세 이상 장수한 예가 실제 있긴 했다. 단, 이러한 예는 극소수에 불과하다는 점을 흡연자들은 애써 외면하는 듯하다. 거기에 이런 말까지 더한다. "담배 못 피울 때 오는 스트레스가 더 건강에 나쁘다." 담배를 사랑해도 너무 사랑한다.

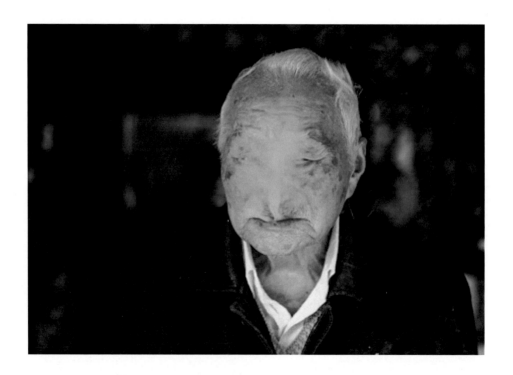

담배에 중독된 흡연자가 이 정도로 흡연에 대한 자기합리화 논리를 만들어내는 것은 그들이 스스로 못 끊으니까 아예 합리화나 정당화를 해버리는 것이 차라리 편하기 때문이 아닌가 싶다. 그들은 애써 중독은 아니라고 말한다. 마음만 먹으면 언제든 끊을 수 있다고도 한다.

하지만 나는 그들에게 그냥 중독 그 이상도 그 이하도 아니며 무엇보다 이 사실을 인정하는 것이 매우 중요하다고 말하고 싶다.

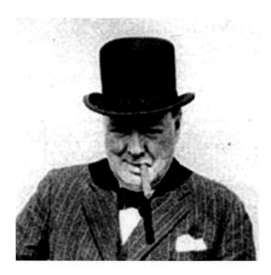

9. 앗, 그분께서도?

국내외 지도자들 중에 흡연자들이 꽤 많았다.

담배 피우는 지도자 하면 가장 먼저 떠오르는 윈스턴 처칠(Winston Churchill). 영국의 총리이자, 『제2차 세계대전』으로 노벨문학상을 수상한 그는 실로 대단한 골초로 알려져 있다. 그가 담배를 문 사진이 전 세계에 유포되면서 수많은 청년들로 하여금 담배를 피우게 했을 것이다.

미국 최초의 흑인 대통령이자 2009년 노벨 평화상을 수상한 버락 오바마(Barack Obama). 인간적인 면모와 뛰어난 유머 감각으로 국내외 많은 이들의 사랑을 받고 있는 오바마 대통령도 수십 년간 담배를 피워왔고 금연을 약속하고도 여러 번 실패한 것으

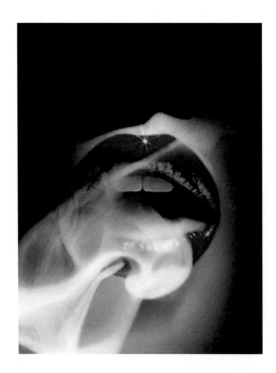

로 알려져 있다. 한 나라의 최고 지도자가 그것도 국민들에게 사랑받는 지도자가 피우는 담배, 일반 국민들에게 흡연의 정당성을 부여한다고 하면 지나친 해석일까?

유명한 정치인들 이외에도 더더욱 친숙한 드라마나 영화에서 잘생기고 예쁜 배우들이 멋스럽게 담배를 물고 있는 모습들, 나를 포함한 일반 대중들을 흡연의 세계로 빠져들게 하는 강력한 요인이다. 잠깐 지나가는 장면이지만 저토록 멋있게 담배를 피우는 모습을 동경하도록, 나도 모르게 같이 담배를 피우고 싶다는 생각이 들도록 만드는 것이다.

다행히도 TV 속 흡연 장면은 시청자들이 잘 볼 수 없도록 흐리게 모자이크 처리된다. 하지만 멋있는 스타가 담배에 불을 붙이는 듯한 흐릿한 장면만 봐도 나도 모르는 사이에 담배에 불을 붙여볼까 상상을 하게 되는 것은 어쩔 수 없다.

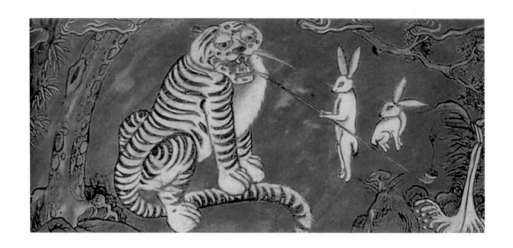

10. 호랑이 담배 피우던 시절

할머니가 손자들에게 옛날 이야깃거리 운을 띄울 때 약방의 감초같이 빠지지 않고 등장하는 문구가 있다. 바로 '옛날 호랑이 담배 피우던 시절에…'라는 문구이다. 담배가 왠지 친근하게 느껴지는 이유이기도 하다.

국토 면적의 70%가 산악지형인 대한민국은 역사적으로 호랑이가 많았다. 산중의 왕인 호랑이는 우리 민족의 기상을 나타내는 신령스러운 동물로 여겨진다. 1908년 최남선에 의해 창간된 〈소년〉에는 그 유명한 호랑이 지도가 등장한다. 이렇게 한국의 기상을 상징하는 호랑이가 옛날에 담배를 피웠다는 말을 과연 누가 지어낸 것인가?

정확한 근거는 확인할 수 없으나, 담배를 찬성하는 집단에서 호랑이가 담배를 물고 있는 민화를 제작한 것이란 설이 있다. 설령 그들이 제작하지 않았더라도 이후에 누군가에 의해 제작된 그 민화를 보는 사람들에 의해 '호랑이 담배 먹던 시절', '호랑이 담배 피우던 시절'이란 말이 구전된 것이 아닌가 싶다.

실제 조선 말기 민화를 들여다보면 호랑이가 담배를 물고 있는 작품들이 꽤 많이 존재한다. 우리 민족의 정기를 대표하는 신령스러운 대상인 호랑이가 담배를 먹고 담배를 피운다는 민화와 할머니의 구전을 통해 오늘날의 광고처럼 무의식중에 담배가 무언가 친근하고 무언가 신비스러운 동경의 대상이 되지 않았나 생각한다.

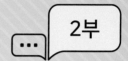

단무지 테라피란?

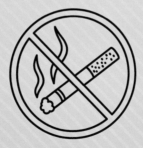

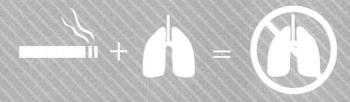

앞서 살펴보았듯이, 나에게 부작용이 없고, 지속적이며, 참지 않아도 되는 자연스러운 금연은 거의 불가능에 가까워 보였다. 과연 완벽한 금연, 즉 담배를 접하기 이전의 상태로 되돌리는 것은 불가능할까?

결론부터 말하자면 '가능하다'이다.

"모든 독에는 반드시 해독제가 있기 마련이다." 약초를 잘 다루시던 나의 할아버지께서 어릴 적 입버릇처럼 해 주신 말씀이다. 담배를 끊어야겠다는 굳은 결심 하에 주변에서 접할 수 있는 여러 가지 금연 방법을 시도해 보았으나 그 효과는 늘 신통치 않았던 터라 그 옛날 내게 해주신 할아버지의 말씀까지 기억이 났다. 내 문제에도 반드시 해결책이 있기를…. 내 나이 겨우 40대 중반에 우연히 넘게 된 죽음의 문턱에서 보다 멀어지기 위한 절박함과 할아버지 말씀처럼 뭔가 있지 않을까 하는 근거 없는 기대 덕분으로 난 드디어 나만의 방법을 찾았다. 지금도 나는 나를 특히 아껴주셨던 우리 할아버지 덕분이라고 생각한다.

나는 그 방법을 '**단무지 금연 테라피**'라고 이름 붙였다.

우연한 기회에 보조 도구가 아닌, 금연 교육 방법이 있다는 것을 알게 되었다. 시간을 내서 강의를 듣고 참여하면 되는 것이었다. 하지만, 나는 대한민국의 평범한 직장인, 그리고 주말에는 어린 아들 쌍둥이와 놀아줘야 하는 데 시간을 써야 하는 초보 아빠. 그 시간을 내는 것이 쉽지 않았다. 불행인지 다행인지 모르지만 '그 강의를 내가 만들어 내가 나에게 해보자'라는 생각을 하게 되었다. 모로 가도 서울만 가면 된다.

내가 터득한 단무지 금연 테라피는 약 40여 분간 테라피의 내용대로 따라 하기만 하면 완전 금연에 이를 수 있는 방법이다. 모두가 아는 그 단무지, 하지만 살짝 바꿔서 **단**순하고 **무**리없이 **지**속되는 테라피라 하겠다. '단무지 금연 테라피'는 무엇보다 단순함을 추구한다. 복잡한 이론을 설명하며 담배에 대한 생각을 바꾸도록 하는 것이 아니다. 그저 따로 공부하지 않아도 쉽게 알 수 있는 상식만으로 이해되고, 별생각 없이 습관처럼 부담 없이 시도해 볼 수 있는 데 중점을 두었다.

　대신, 제발 여기에 설명하는 그대로 의심 없이 이 테라피를 실행해 주시길 부탁드린다.

1. 정말 어렵고 힘들지 않을까?

무조건 참는다는 것은 생각만 해도 힘겹다. 그래도 해봐야지 생각하는 순간, 끝도 없이 이어지는 업무 스트레스와 아직 확정되지도 않은 회식과 주말 약속, 간만에 연락해야 할 것 같은 친구들 별의별 생각이 다 든다. 그러다 얼마 못 가 결국 실패를 하게 된다. 슬프게도 항상 이 악순환이 무한 반복된다.

그럼, **어떻게 하면 그 어렵고 힘든 일을 쉽게 할 수 있을까?**

의외로 그 답은 내 아이들한테 있었다. 나날이 말이 많아지고, 자기주장이 강해져 가는 아이들이 가장 즐겁고 행복해 할 때는 그들의 본능을 따를 때이다. 싫어하는 음식을 먹어야 하거나 내키지 않는 일을 해야 할 때, 순간의 실수로 혼이 나야 할 때 아이들은 저절로 몸을 움츠리고 넓지 않은 집안에서 최대한 부모를 피하려 도망 다닌다. 본능이다. 나는 그런 생각이 들었다. 원래는 한줄기 연기만 보아도, 냄새만 맡아도 담배를 피우고 싶은 것이 나의 본능인데, 똑같은 상황에서 코를 막고 질색하며 움츠러들고 자리를 피해 도망가는 것이 내 와이프와 아이들의 본능이었다.

그렇다면, 담배에 대한 본능은 피하는 것이다. 흡연은 중독이다. 여태까지 한 번도 담배를 피워보지 않은 나의 가족들처럼 담배를 무의식적으로 피할 수 있게 하는 것이 가장 좋은 방법이 아닐까. 억지로 애쓰지 말자.

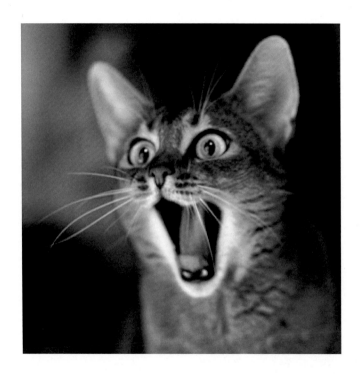

2. 정말 효과가 있을까?

단무지 금연 테라피는 단기간에 완전 금연을 할 수 있도록 해준 놀라운 방법이다. 다만, 지치지 말고 지속적인 연습이 필요하다는 이야기를 덧붙이고 싶다. 첫술에 배부를 수 없다.

요즘에는 나이가 들어 그런지 감기에 한 번 걸리면 여간해서 잘 낫지 않는다. 예전처럼 시간이 지나면 낫겠거니 하고 참아 보려니 내 몸이 너무 괴롭다. 결국 병원을 찾아군이 주사를 맞겠다고 한다. 역시 주사를 맞으니 한결 나아진 기분이다. 하지만 다 나았다 생각해서 아무 일 없었던 것처럼 방심하고 찬바람 쐬고 다니다가는 바로 또 감기에 걸린다.

마찬가지로 이 테라피를 일단 시행하고 나면 한 번 시도에 성공하더라도 자만하지 말고 일정 기간 지속적으로 반복해야 한다. 그간 지속된 흡연 기간에 대한 예의라고 생각하면 된다. 자만하지 않고 일정 수준에 이르기까지 연습한다면 흡연 충동에 대한 완벽한 면역력을 갖추게 될 것이다.

① 금연 부작용(금단증상)이 없고, 억지로 참는 금연 노력이 필요 없다.
② 성격 급한 한국인에게 딱 맞는 빠른 금연 테라피다.
③ 본능에 충실한 사람은 누구나 가능한 테라피다.
④ 테라피를 충실히 따른 사람은 누구나 효과를 보게 된다.
⑤ 자만하지 말고 일정 수준에 다다를 때까지는 테라피를 반복해야 한다.

3. 기본 개념을 알아보자

단무지 테라피의 기본 개념은 10년, 20년, 30년간 혹은 그 이상 기간 동안 끊임없이 지속된 흡연 중독도 나의 뇌가 받아들일 수 있도록 충분한 시간을 두고 점진적으로 적절한 자극을 주어 흡연 이전 상태로 되돌릴 수 있다는 데에 있다.

일단 나의 일상에 최대한 지장을 주지 않아야 하므로 따로 시간을 정하여 멀리 나갈 필요 없이 내 방이나 사무실에서 이 책을 손에 들고 한 번에 40분 동안 온전히 투자한다면 내가 그랬던 것처럼 기분 좋은 효과를 경험하게 될 것이라 믿는다. 단, 이 책의 내용을 취사선택하거나 도중에 그만두지 말고 처음부터 끝까지 그대로 실행해보길 바란다. 처음 시도할 때 약간의 번거로운 준비물이 있지만 한 번만 마련해 놓으면 계속해서 쓸 수 있다.

이 단순한 개념의 실제 금연 효과는 매우 높았다. 이제부터 단무지 테라피의 개념을 이해하기 쉽게 설명하도록 하겠다.

시속 5㎞로 서행하던 차가 가속 페달을 밟아 10㎞, 20㎞, 30㎞… 서서히 속도를 높여 60㎞, 70㎞, 80㎞… 그러다가 140㎞를 거쳐 180㎞의 고속주행을 한다고 치자. 이 상태에서 갑자기 급브레이크를 밟으면 생각만 해도 아찔한 큰 사고가 날 수 있다. 이 상태에서는 브레이크를 단계적으로 밟아서 속도가 점점 줄어들 때 딱 멈춰야 한다. 마찬가지로 10년 혹은 그 이상 피워 온 담배를 갑자기 피우지 말라고 하면 부작용이 생긴다. 점진적으로 누적되어 온 흡연은 똑같이 그러나 역방향의 점진적인 방식으로 끊어야 한다는 것이 단무지 테라피의 기본 개념이다.

조금 더 들어가서 그 방법적인 면을 설명해 보겠다. 향긋하고 달콤한 포도를 상상하면 어떠한가? 실제 먹지도 않았지만 내 입속의 침샘은 포도를 상상하는 것만으로도 이미 반응하고 있지 아니한가? 이러한 상상만으로 침이 고이려면 일단 예전에 최소 한 번이라도 새콤달콤한 포도의 맛을 경험한 적이 있다는 전제가 필요하다. 우리의 뇌는 당시 우리가 먹었던 포도의 맛과 향을 혀와 코를 통해 정확히 기억하고 있다. 지금 눈앞에는 포도가 없지만 포도를 상상하는 주체인 뇌의 상상만으로 입안의 침샘에 자극을 주어 침 분비물을 만들어 내는 것이다. 여러분도 새콤달콤한 포도를 입안에 가득히 넣고 포도즙이 혓바닥 전체를 감싸는 느낌을 상상해 보라. 침이 금세 고이지 않는가?

장기간 흡연을 하는 사람은 누구나 동감할 것이다. 담배를 피우면 그 맛으로 인해 입안에 침도 고이고 침과 섞인 담배 연기의 맛이 하나의 앙상블이 되어 우리의 뇌 속에 그대로 저장된다. 위의 포도의 예처럼 지금 당장 담배를 피우지 않더라도 담배 피우는 상상을 하게 되면 뇌가 내 모든 신체기관, 특히 혀와 코에 자극을 주고, 담배의 향긋한 풍미를 기억해서 입에 침이 고이게 된다. 혀와 코는 인간의 대표적인 감각기관이다. 이러한 감각기관을 통해 뇌로 전달된 맛과 향은 뇌 속에 원본 파일이 잘 저장되어 있고, 나중에 특정한 맛과 향을 상상하는 것만으로 뇌는 우리 몸속의 기관들이 즉각 반응하게 만들어 준다고 할 수 있겠다. 이러한 단순한 원리를 역으로 이용하자는 것이 단무지 금연 테라피의 핵심 개념이다.

담배를 제조하는 사람들은 위에서 설명한 이러한 기본원리를 너무나 잘 알고 있을 것이다. 내가 어린 시절 피워 본 새마을, 환희, 청자 담배는 지금의 에세(ESSE)나 레종(RAISON) 등에 비해 너무 독하고 쓴맛이었다. 30년 전의 담배 맛을 어떻게 기억하냐고? 유명한 한류드라마인 대장금에서 궁중상궁이 어린 나인들에게 미각을 시험하는 장면이 나온다. 다른 어린 나인들은 무슨 맛인지 알아맞히지 못하는데 어린 대장금만 "홍시 맛이 납니다."라고 하자, 궁중상궁이 "어찌 홍시 맛이 난다고 하는 것이냐?"라고 되묻자 "제 입에서 홍시 맛이 나서 홍시 맛이 난다고 한 것이온데…"라는 명대사를 남겼다. 마찬가지로 30년 전에 내가 경험한 옛날 담배의 그 맛들은 지금도 나의 뇌에 잘 저장되어 있는 것이다.

담배회사 입장에서 매출을 극대화하려면 독하고 쓴맛 대신에 달달하고 부드러운 목넘김을 가진 담배를 더 많이 개발할 수밖에 없을 것이다. 누구나 좋아할 만한 풍미가 좋은 담배일수록 혀와 코를 통해 몸으로 전달되는 달콤함과 부드러움이 뇌에 좋은 기억으로 깊숙이 자리 잡을 것이기 때문이다. 당연히 기존 흡연자들은 담배를 더 많이 자주 즐기게 되고 초심자들도 더욱 쉽게 담배를 받아들일 수 있다.

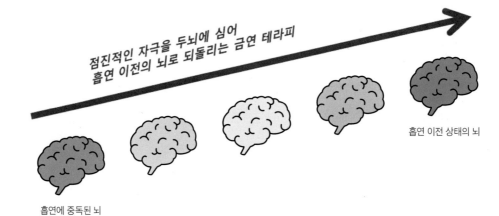

점진적인 자극을 두뇌에 심어
흡연 이전의 뇌로 되돌리는 금연 테라피

흡연 이전 상태의 뇌

흡연에 중독된 뇌

만일 담배회사가 수익을 극대화하는 집단이 아니라 국민의 건강을 위하는 공익집단이라면 당장 담배 맛을 예전의 새마을이나 청자 수준으로 되돌려 놓아야 한다고 말할 수도 있겠다. 아예 담배를 못 피우게 하려면 좋은 풍미 대신에 역한 냄새를 풍기는 담배를 개발해서 혀와 코를 통해 뇌로 저장되는 기억을 최대한 나쁘게 만들면 될지도 모르겠다.

나의 단무지 금연 테라피는 흡연자들 뇌가 담배에 대해 공통적으로 가지는 반응, 즉 담배에 대한 좋은 기억을 나쁜 기억으로 점진적으로 되돌리는 작업이다.

일종의 브레인 샤워와 같은 것이라 할 수 있다. 그래서 결국에는 흡연 중독에 대한 면역 혹은 저항력을 형성시켜 본능적으로 흡연으로부터 멀어지도록 하는 것이다.

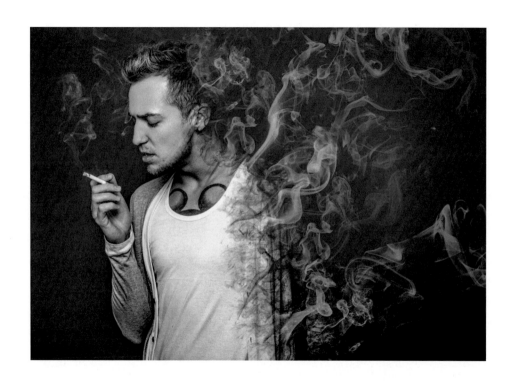

4. 여기서 잠깐! (25년간 하루 한 갑)

　담배를 만들어 파는 회사들은 합법적인 살인 면허를 가진 집단이라고까지 극단적으로 말하는 사람들을 볼 수 있다. 담배 회사들은 담배를 원하는 성인 누구에게나 돈을 받고 담배를 공급한다. 흡연자들은 여러 가지 이유로 장기간에 걸쳐 지속적으로 담배에 포함된 발암물질을 흡입하게 되고, 많은 경우 그 물질들은 서서히 그들의 신체를 죽음에 이르게 하는데 지대한 영향을 미치게 되므로 일면 일리가 있다 할 수도 있겠다.

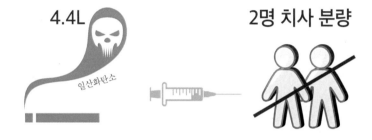

4.4L

2명 치사 분량

일산화탄소

담배 한 모금 일산화탄소를 1.6㎎으로 적용 계산
혈중 일산화탄소 비중 40% 수준을 치사량으로 고려 계산

구체적인 수치를 살펴보면 정말 충격스럽다. 25년간 하루 한 갑을 피워 온 사람이 흡입한 담배의 일산화탄소(Carbon Monoxide) 누적흡입총량은 약 4.4L로 몸무게 70kg인 성인 남자 평균 혈액량(5.6L)의 약 80% 수준이다.

일산화탄소 4.4L를 한 번에 주입할 경우 성인 남자 2명을 동시에 즉사시킬 수 있는 분량이다.

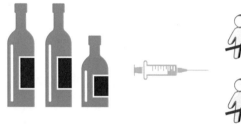
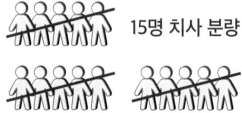

15명 치사 분량

담배 한 개비의 니코틴을 5mg으로 적용 계산

70kg 성인 남성 니코틴 주입 치사량 63g으로 고려 계산

25년간 하루 한 갑을 피워온 사람이 흡입한 담배의 니코틴(Nicotine) 누적흡입총량은 소주 두 병 반 정도로 이것을 한 번에 주입할 경우 성인 남자 15명을 동시에 죽일 수 있는 엄청난 분량이다.

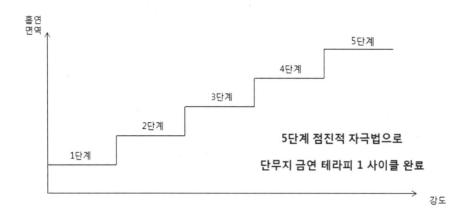

5단계 점진적 자극법으로

단무지 금연 테라피 1 사이클 완료

5. 단무지 테라피의 구성

단무지 금연 테라피는 5단계 점진적 두뇌 자극법으로 구성된다.

매우 단순한 구성으로 실제로 흡연에 중독된 흡연자의 두뇌를 단계적으로 자극하여 흡연 이전의 상태로 되돌려 주게 된다.

흡연 중독의 정도에 따라 단무지 금연 테라피는 기본 테라피, 증강 테라피, 종합 테라피로 나누어지며, 각 테라피는 5단계씩의 자극 과정을 포함하고 있다.

흡연 중독이 낮은 경우는 기본 테라피만 거치고 나서 대부분 흡연 이전의 상태로 되돌아갈 수 있으며, 중증 흡연 중독의 경우에는 증강 테라피를 거치면 대부분 흡연 이전의 상태로 되돌아갈 수 있다. 아침에 일어나자마자 담배를 피우는 고도흡연 중독자의 경우는 기본 테라피, 증강 테라피, 종합 테라피를 체계적으로 실천하면 흡연 이전의 상태로 되돌아갈 수 있다. 이 테라피들은 일종의 브레인 샤워와 같다.

우리가 매일 아침저녁으로 샤워를 하듯이, 흡연으로 중독된 뇌에 이 테라피로 샤워를 주기적으로 하다 보면 어느새 깨끗해진 뇌를 발견할 수 있게 될 것이다.

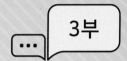

3부

<<< 단무지 테라피 시작 >>>

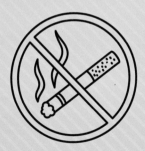

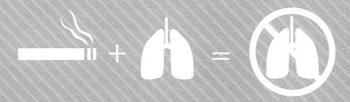

단무지 테라피를 본격적으로 시작해 보겠습니다. 복잡하게 생각하실 필요 전혀 없습니다. 그저 믿고 따라 해 주시기만 하면 됩니다. **중요한 것은 하나도 빠짐없이 그대로 따라 해 주셔야 한다는 점입니다.** 단무지 테라피는 단순하게 무리 없이 지속되는 테라피입니다. 기본 테라피 만으로도 담배로부터 벗어나실 수 있는 분들도 계시고, 경우에 따라서는 증강 테라피 혹은 종합 테라피까지 필요로 하는 분들도 계실 겁니다. 종합 테라피까지 다 해봤는데 한 번에 효과를 못 보시는 분들도 계실 수 있습니다. 하지만, 분명 효과가 있을 것이니 그저 믿고 따라 해 주십시오. 그리고 반복해 주십시오.

※ 주의사항 ※

일단 단무지 테라피에 효과를 보시고 담배로부터 벗어난 생활을 하시다가 자칫 자만하여 방심하실 경우 중간에 담배를 한두 대 피우는 경우가 생길 수 있습니다. 주로 중증 골초 흡연자분들 중에 나타날 수 있는 현상입니다. 하지만 전혀 실망하실 필요가 없습니다. 왜냐하면 한 번 흡연에 중독된 여러분의 뇌는 담배의 그 맛을 영원히 기억하고 있기 때문입니다. 이때 중요한 것은 실망하지 마시고 지체 없이 단무지 금연 테라피를 다시 시작해 주셔야 한다는 것입니다.

이 테라피를 처음부터 끝까지 제대로 실행했는데, 재차 담배를 피우게 되면 어떠한 형태로든 몸에서 거부반응이 나타날 수 있습니다. 평소보다 머리가 더 아프다거나, 목에서 담배 연기가 더욱 무겁게 느껴질 수 있습니다. 제 경우에는 머리가 너무 아프더군요. 이것은 오랜 기간 **흡연으로 중독된 뇌와 흡연거부 뇌가 상호 충돌**

해서 생기는 현상이라고 생각하면 됩니다. 예를 들면, 홍역에 걸린 사람은 몸속에 홍역균이 항원으로 들어와 홍역에 대한 항체를 생성하게 되고 생성된 항체에 의해 홍역의 원인인 항원을 소멸시키면 이를 몸속의 기억세포에서 기억해두어 다시 홍역에 걸리지 않게 됩니다. 이러한 항원항체반응은 항체가 생성되기까지 시간이 걸리므로 일정 수준의 흡연 충동 면역력이 생기기 전까지는 평소 단무지 테라피를 반복적으로 생활화하는 노력이 필요하다 하겠습니다. 그러면 흡연 충동이 생기는 유사한 상황이 재현되더라도 흡연 충동을 어렵지 않게 극복할 수 있습니다. 따라서 특히 술자리, 포커, 당구, 골프 등을 앞두고 미리 면역력 형성을 위해 단무지 금연 테라피를 실행하시고 전투(?)에 임하시기 바랍니다.

그럼 지금부터 가장 단순하고 무리 없이 지속되는 '단무지 금연 테라피'를 시작하겠습니다!

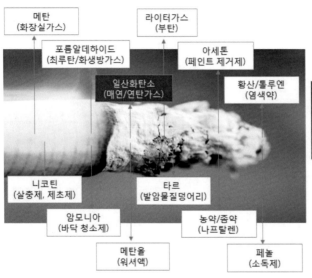

메탄
(화장실가스)

라이터가스
(부탄)

포름알데하이드
(최루탄/화생방가스)

아세톤
(페인트 제거제)

일산화탄소
(매연/연탄가스)

황산/톨루엔
(염색약)

담배의
대표적
유해물질
선정

일산화탄소

니코틴
(살충제, 제초제)

타르
(발암물질덩어리)

암모니아
(바닥 청소제)

농약/좀약
(나프탈렌)

메탄올
(워셔액)

페놀
(소독제)

1. 발암물질 선정

담배에는 공식적으로 알려진 발암물질만 약 60여 종으로 알려져 있습니다. 이 모든 발암물질을 나열해서 공포심을 주입하는 것이 제겐 아무런 효과가 없었습니다. 그럼 어떻게 하면 될까요? 그냥 그저 단순하게 한 개 내지 몇 개만 선별해 봅시다. 흡연할 때 발생되는 발암물질 중에 대표적인 것이 일산화탄소, 니코틴 정도라는 것은 일반인 들도 잘 알고 있을 것입니다. 단순하게 접근합시다. 우선 일산화탄소라는 발암물질을 가지고 단무지 기본 테라피 5단계를 시작해 보겠습니다. 다른 것은 다 잊어 주시기 바랍니다. 일산화탄소만 기억하세요.

자, 그럼 시작합니다.

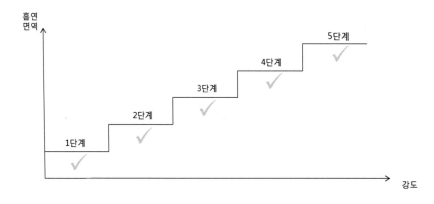

2. 점진적 뇌 자극 5단계

단무지 금연 테라피는 매우 간단하게 구성되어 있습니다.

앞에서 선정한 하나 혹은 여러 개의 발암물질을 흡연자 여러분들의 머릿속에 효과적으로 각인시켜 흡연 욕구를 떨어뜨릴 수 있도록 도와 드리는 것입니다. 단계별로 점진적으로 말이죠. 매우 단순합니다. 그래서 단무지 금연 테라피지요. 10년, 20년 동안 매일매일 서서히 담배에 중독되어 온 흡연자 여러분의 뇌를 점진적인 자극으로 샤워를 해서 씻어내는 것이라고 보시면 됩니다. 그런데 이런 테라피가 정말로 가능하냐고요? 가능합니다. 제대로 따라만 오신다면요.

자, 이제 기본적인 원리를 설명하였으니, 어떻게 하면 금단증상 없이 지속적인 금연을 할 수 있는지 구체적으로 알아보겠습니다. 자, 집중하세요! 집중하시는 분들만 성공하실 수 있습니다.

다시 한 번 말하지만, 이 방법은 매우 단순하고 쉽습니다. 대신 제대로 집중하고 그대로 따라 하셔야 합니다.

반드시 명심하세요! 그대로 따라 하셔야 합니다!

■ 기본 테라피

지금부터 단무지 기본 테라피 5단계를 시작하겠습니다.

기본 테라피는 앞장에서 선정한 발암물질인 일산화탄소를 점진적으로 뇌에 심는 과정입니다. 일산화탄소라고 하면 기성세대들은 일반적으로 연탄가스를 떠올릴 것입니다. 요즘 젊은 분들은 연탄가스 중독에 대해 잘 모를 수 있습니다. '응답하라 1988'이라는 드라마에서 주인공이 연탄가스 중독으로 생명을 잃을 뻔한 장면을 본 사람들은 이해가 될 것입니다.

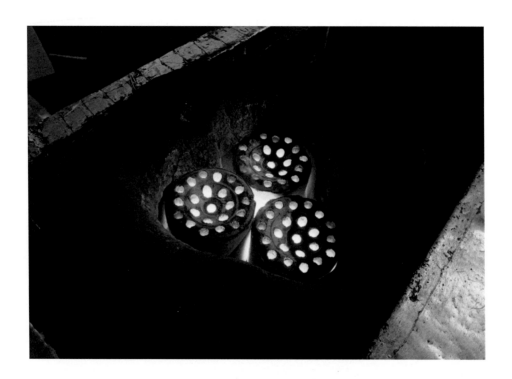

연탄가스를 생각해 보면, 그 냄새를 맡아본 지 십 년이 넘은 사람들도 그 냄새가 어떤지 정확히 기억하고 있을 것입니다. 지난주 외운 영어 단어는 하나도 기억이 안 나는데 십 년 전에 맡아 본 연탄가스 냄새를 아직까지도 정확히 기억하다니 신기한 일이지요. 그 이유는 무엇일까요? 저는 연탄가스의 역한 냄새와 그 냄새가 목 뒤로 넘어갈 때의 고통스러움을 떠올리는 순간, 뇌에 저장되어 있던 연탄가스에 대한 좋지 않은 기억이 우리의 몸에 반작용을 일으켜 연탄가스의 위험을 경고하는 것이라고 생각합니다. 이것은 우리의 뇌가 연탄가스를 거부하도록 지시를 하여 우리의 생존을 담보하는 본능인 것입니다.

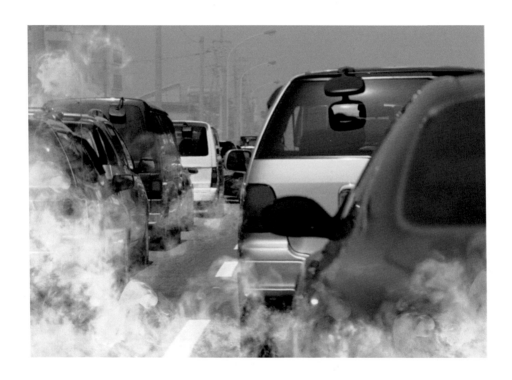

일산화탄소의 또 다른 대표적인 예는 오래된 경유차 혹은 트럭을 들 수 있습니다. 누구나 한 번쯤 거리에서 마주치는 **낡은 경유차나 트럭이 뿜어내는 시커먼 매연 냄새**를 맡아본 경험이 있을 것입니다. 저는 이런 시커먼 연기를 지나칠 때마다 코를 막아 숨을 참고 재빠르게 그 장소를 빠져나간 뒤 냄새가 사라지고 나면 참았던 숨을 내몰아 쉽니다. 나의 눈과 코와 혀로 전달된 시커먼 디젤 차량의 매연이 나의 뇌 속에 고통스러운 기억으로 이미 잘 보존되어 있어서 낡은 경유차나 트럭만 옆으로 지나가도 본능적으로 피해가도록 생존 프로그램이 가동되기 때문이라고 볼 수 있겠습니다.

단무지 금연 테라피는 이러한 본능적 거부 반응을 금연에 적용하는 것입니다. 이때 전제되어야 하는 것이 동일시입니다. 즉, 매연 혹은 연탄가스를 담배 연기와 동일시하는 단계가 필요합니다. 매연이나 연탄가스의 주성분이 일산화탄소이며, 담배 연기에도 일산화탄소가 포함되어 있습니다. 따라서 매연 혹은 연탄가스를 담배연기와 동일시하는 것은 그리 어려운 일이 아닐 것입니다.

자, 이제 눈을 감아봅시다. 그리고 디젤 차량에서 나오는 시커먼 매연 냄새를 기억해 보세요. **당신의 뇌는 이미 그 냄새를 정확히 기억하고 있습니다.**

자, 이제 어떤가요? 당신의 뇌가 몸에 반응을 불러일으킬 것입니다. 숨이 막힐 수도 있고 머리가 멍하며 눈물 혹은 콧물이 날 수도 있습니다. 심지어 구토 증상까지 생길 수도 있습니다. 최대한 고통이 내 몸을 괴롭히도록 집중해 봅시다! 그리고 일체화시키세요. 디젤 차량의 매연이 담배 연기와 같은 것입니다. 이것은 억지가 아니라 사실입니다. 그동안 당신의 뇌 속에 기억된 담배의 풍미가 서서히 매연과 같은 역겨움으로 전환됨을 느껴 보세요. 잘 안 되시는 분들은 그렇다고 너무 걱정하지 마시길 바랍니다. 처음이라 집중력 형성이 어려울 수도 있으니 뒷장에서 본격적으로 실습할 수 있도록 도와 드릴 테니까요.

　　마찬가지로 연탄가스 냄새를 떠올려 보세요! 즉각 여러분의 뇌가 반응하는 것을 느끼실 수 있을 것입니다. 목이 턱 막힐 정도의 역한 연탄가스 냄새를 경험해 본 사람들이라면 그 당시의 상상만으로 질식을 경험하실지도 모릅니다. 이러한 연탄가스 냄새를 담배 연기와 일체화시켜 보세요! 그러면 담배에 대한 아름답고 좋은 기억이 조금씩 나쁜 기억으로 전환될 것입니다. 한 번 생각한다고 당장 바뀌는 것은 당연히 아닙니다. 시속 180㎞로 달리는 자동차를 한 번의 급제동으로 멈추려면 큰 사고가 날 수 있습니다. 우리가 자동차를 여러 번에 걸쳐 제동을 걸어야 멈추듯, 십만 개비 이상의 흡연으로 뇌에 담배의 달콤한 기억을 저장한 당신은 한 번의 브레인 샤워로 당장 흡연에 대한 거부 반응을 끌어올릴 수는 없습니다. 오랜 기간 동안 담배를 반복적이고 점진적으로 피워왔기 때문입니다.

다시 한 번 집중해 볼까요? 눈을 감고 전에 맡았던 연탄가스 냄새를 떠올려 보세요! 그러면 나의 뇌는 나의 몸속에 반작용을 일으키겠지요. 역겹고 메스꺼움이 느껴질 것입니다. 그리고 이 역한 느낌을 담배 연기 냄새와 동일시하세요. 구역질을 느껴 보세요. 구역질이 안 느껴진다면 다시 한 번 집중해서 구역질을 유발해 보세요. 안되면 또 다시 시도해 보세요. 제대로 구역질이 느껴질 때까지!

자, 이제 당신의 느낌이 어떤가요? **머리가 아픈가요? 괴로울 정도로 메스꺼운가요?** 그러면 당신은 일차적으로 성공한 것입니다. 만약 그렇지 않다고 하시더라도 절대 실망하시지 말고 다음 페이지부터 본격적으로 시작되는 실습에 임하시기 바랍니다.

1. 눈을 크게 떠 주세요.

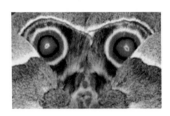

2. 테라피 내용대로 충실히 따라 해 주세요.

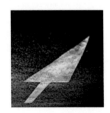

3. 여러분 인생이 달라집니다.

① 기본 테라피 1단계

일산화탄소(매연, 연탄가스)

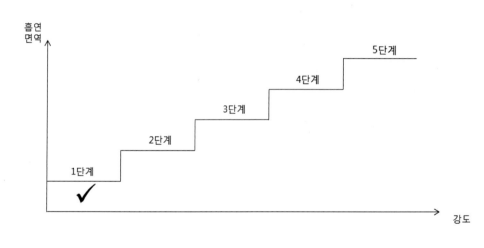

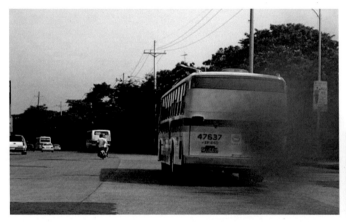

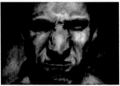

낡은 경유차의
매연 냄새를 맡아 보셨나요?

(매연 냄새를 2분간 상상해 주세요.)

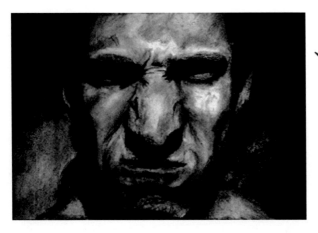

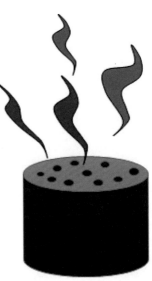

연탄가스 냄새를

맡아 보셨나요?

(연탄가스 냄새를 2분간 상상해 주세요.)

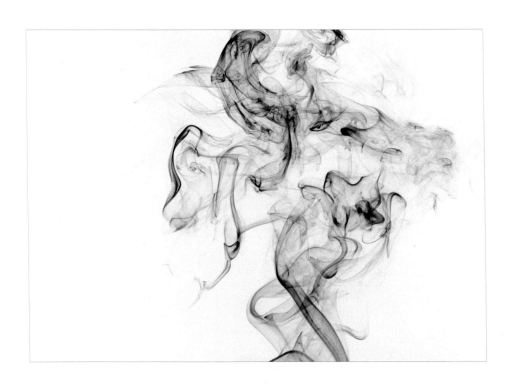

② 기본 테라피 2단계

일산화탄소(매연, 연탄가스)

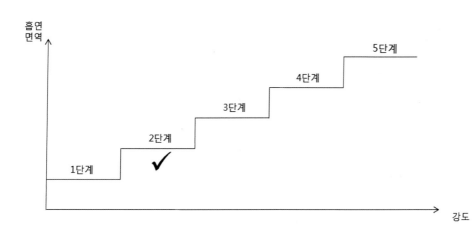

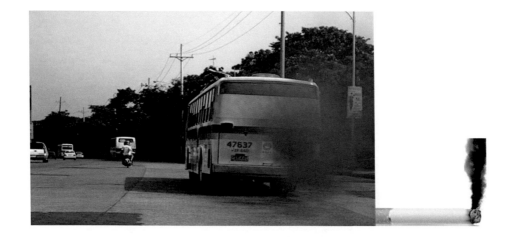

마시는 담배 연기는

매연과 같습니다!

(2분간 격하게 공감해 주세요.)

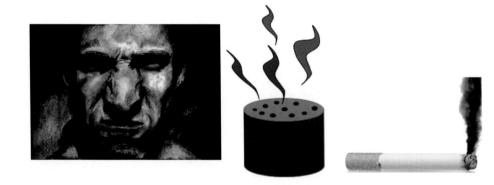

마시는 담배 연기는
연탄가스와 같습니다!

(2분간 격하게 공감해 주세요.)

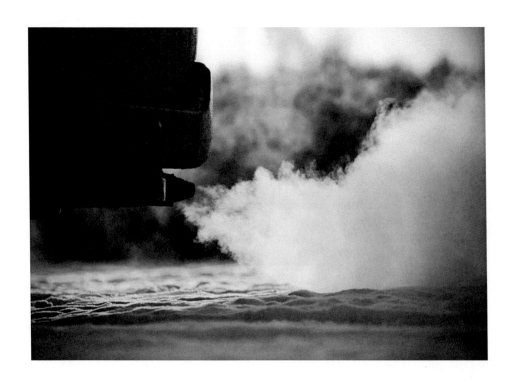

③ 기본 테라피 3단계

일산화탄소(매연, 연탄가스)

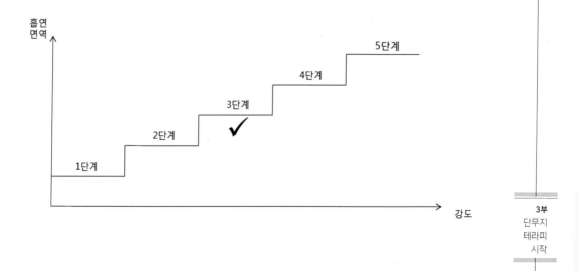

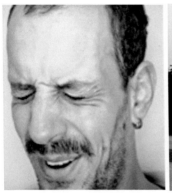 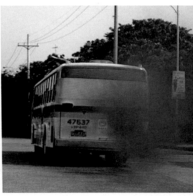

마시는 담배 연기 매연이

메스껍습니다.

(메스꺼움을 2분간 느껴 보세요.)

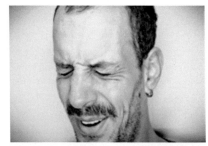

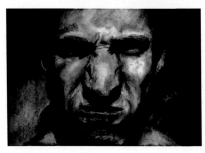

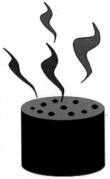

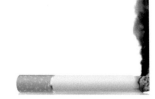

마시는 담배 연기 연탄가스가

메스껍습니다.

(메스꺼움을 2분간 느껴 보세요.)

3부
단무지
테라피
시작

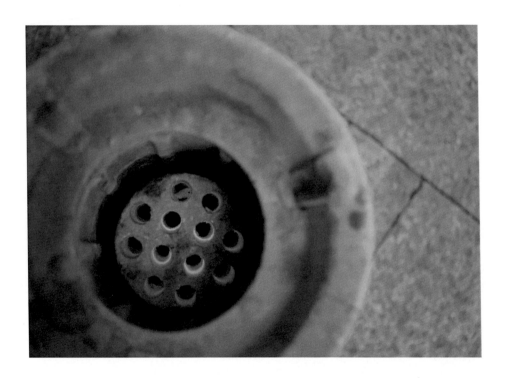

④ 기본 테라피 4단계

일산화탄소(매연, 연탄가스)

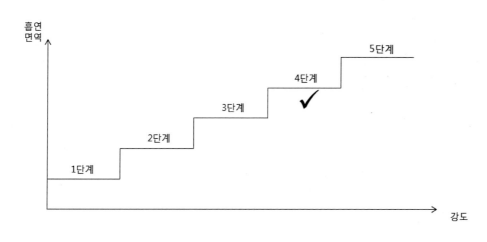

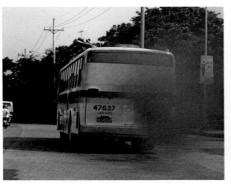 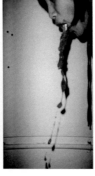 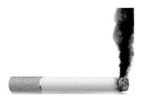

마시는 담배 연기 매연으로

구역질이 납니다!

(입을 벌려 2분간 헛구역질해 보세요.)

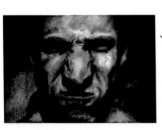  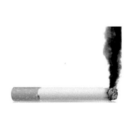 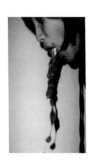

마시는 담배 연기 연탄가스로

구역질이 납니다!

(입을 벌려 2분간 헛구역질해 보세요.)

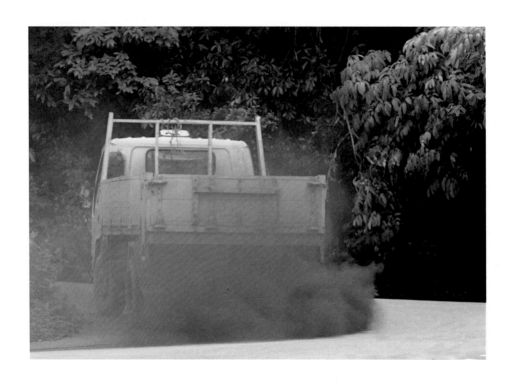

⑤ 기본 테라피 5단계

일산화탄소(매연, 연탄가스)

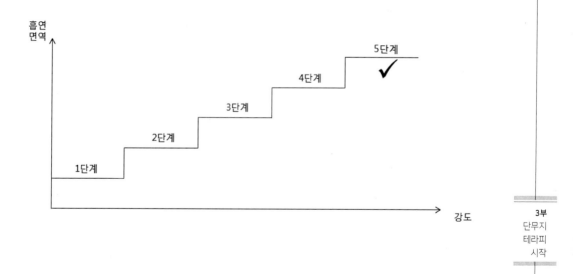

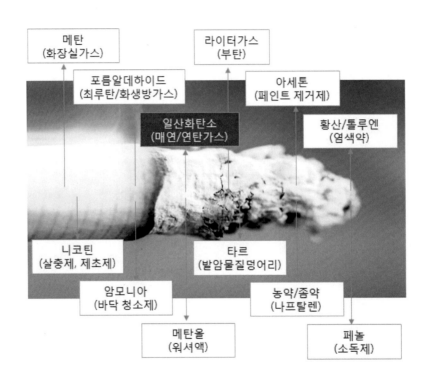

메탄
(화장실가스)

라이터가스
(부탄)

포름알데하이드
(최루탄/화생방가스)

아세톤
(페인트 제거제)

일산화탄소
(매연/연탄가스)

황산/톨루엔
(염색약)

니코틴
(살충제, 제초제)

타르
(발암물질덩어리)

암모니아
(바닥 청소제)

농약/좀약
(나프탈렌)

메탄올
(워셔액)

페놀
(소독제)

매연 냄새,

연탄가스,

메스껍고

구역질 나는

담배,

토 나올 것

같습니다!

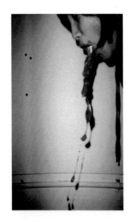
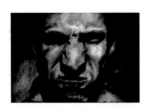
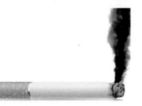
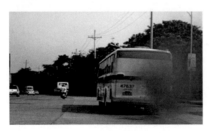
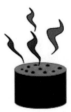

매연, 연탄가스
냄새를 동시에
떠올려 보세요!

정말 토 나올 것처럼
3분간 상상하세요.

상상할수록 흡연 욕구에
대한 면역력이 강화됩니다!

□ Break Time

잠깐 쉬는 시간을 갖겠습니다!

담배중독에 대한 1차 브레인 샤워가 끝났습니다.

담배 한 대 피우고 오세요.

기본 테라피를 마친 후의 담배 맛은 어떠한지 느껴 보세요.

그럼 10분 후에 다시 시작하겠습니다.

■ 증강 테라피

　지금부터 **증강 테라피** 5단계를 실시하겠습니다.

　증강 테라피 역시 기본 테라피의 원리와 동일합니다. 하지만 자극을 좀 더 증강시킨 방법입니다. 기본 테라피로는 다소 부족하다고 느끼시면 10분쯤 쉬었다가 이 증강 테라피를 실천해 보시기 바랍니다. 다시 한 번 말씀드리지만 테라피 내용 그대로 실천해 주셔야 합니다.

1. 눈을 크게 떠 주세요.

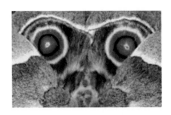

2. 테라피 내용대로 충실히 따라 해 주세요.

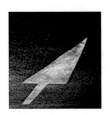

3. 여러분 인생이 달라집니다.

1. 발암물질 선정

단무지 기본 테라피를 충실히 잘 마치셨나요?

기본 테라피와 마찬가지로 증강 테라피에서도 담배의 성분 중 한 번쯤 들어봤을 법한 물질을 골라 보겠습니다. 기본 테라피에서는 일산화탄소에 대한 '혐오 상상'을 단계적으로 증폭시킴으로써 흡연 중독된 뇌에 기본적인 샤워를 했다고 보시면 됩니다. 기본 테라피만으로 기존 흡연자의 상당수가 효과를 보실 수 있을 것입니다. 단무지 증강 테라피는 좀 더 중독이 심한 분들을 위한 심화 테라피입니다. 이번에 선정할 물질은 다섯 가지입니다. 이 다섯 가지 물질들을 단계별로 제시하여 여러분들이 실제로 경험할 수 있게 함으로써 흡연으로 중독된 여러분의 뇌에 쌓인 때를 말끔히 씻어보도록 하겠습니다. 잘 따라 해 주세요!

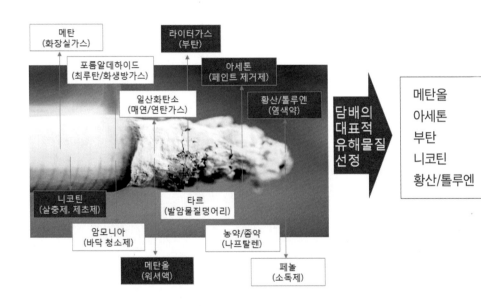

메탄
(화장실가스)

포름알데하이드
(최루탄/화생방가스)

라이터가스
(부탄)

아세톤
(페인트 제거제)

일산화탄소
(매연/연탄가스)

황산/톨루엔
(염색약)

담배의
대표적
유해물질
선정

메탄올
아세톤
부탄
니코틴
황산/톨루엔

니코틴
(살충제, 제초제)

타르
(발암물질덩어리)

암모니아
(바닥 청소제)

농약/줍약
(나프탈렌)

메탄올
(워셔액)

페놀
(소독제)

2. 점진적 뇌 자극 5단계

단무지 금연 테라피는 매우 간단하게 구성되어 있습니다.

앞에서 선정한 하나 혹은 여러 개의 발암물질을 흡연자 여러분들의 머릿속에 효과적으로 각인시켜 흡연 욕구를 떨어뜨릴 수 있도록 도와 드리는 것입니다. 단계별로 점진적으로 말이죠. 매우 단순합니다. 그래서 단무지 금연 테라피지요. 10년, 20년 동안 매일매일 서서히 담배에 중독되어 온 흡연자 여러분의 뇌를 점진적인 자극으로 샤워를 해서 씻어내는 것이라고 보시면 됩니다. 그런데 이런 테라피가 정말로 가능하냐고요? 가능합니다. 제대로 따라만 오신다면요.

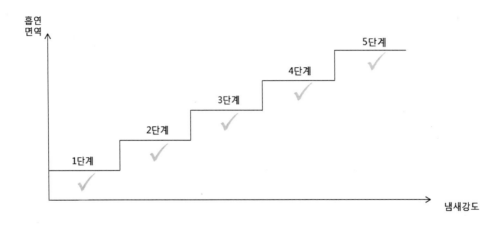

자, 이제 기본적인 원리를 설명하였으니, 어떻게 하면 금단증상 없이 지속적인 금연을 할 수 있는지 구체적으로 알아보겠습니다. 자, 집중하세요! 집중하시는 분들만 성공하실 수 있습니다.

다시 한 번 말하지만, 이 방법은 매우 단순하고 쉽습니다. 대신 제대로 집중하고 그대로 따라 하셔야 합니다.

반드시 명심하세요! 그대로 따라 하셔야 합니다!

※ 증강 테라피 준비물

워셔액, 아세톤, 라이터, 니코틴액, 염색약

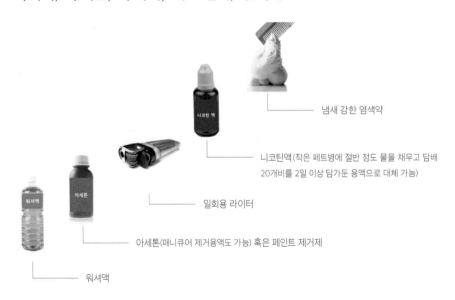

냄새 강한 염색약

니코틴액(작은 페트병에 절반 정도 물을 채우고 담배
20개비를 2일 이상 담가둔 용액으로 대체 가능)

일회용 라이터

아세톤(매니큐어 제거용액도 가능) 혹은 페인트 제거제

워셔액

① 증강 테라피 1단계

메탄올(워셔액)

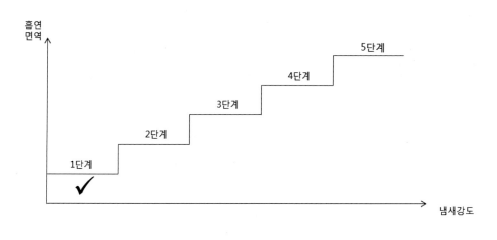

메탄올(워셔액)

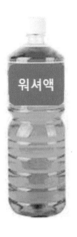

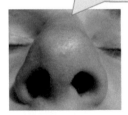

실제로 메탄용 용액의
냄새를 맡아야 합니다.
잘 따라 해 주세요.

메탄올 냄새를
맡아 보셨나요?

(메탄올 냄새를 1회 맡아 보겠습니다.)

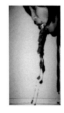
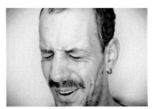

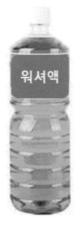

워셔액

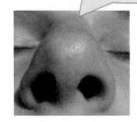

실제로 메탄용 용액의 냄새를 맡고
메스꺼움을 느껴주셔야 합니다.
잘 따라 해 주세요.

메탄올 냄새가 메스껍고,

토 나올 것 같습니다.

(메스꺼움, 구토를 2분간 느껴 보세요.)

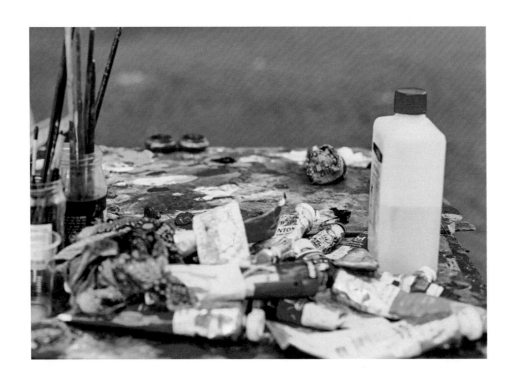

② 증강 테라피 2단계

아세톤(페인트 제거제)

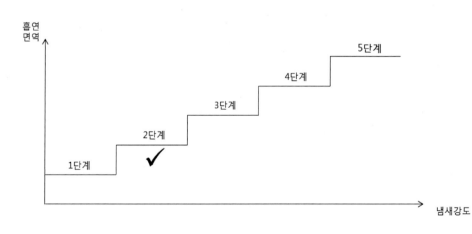

아세톤(페인트 제거제)

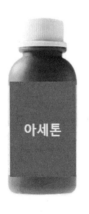

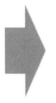

실제로 아세톤 용액의
냄새를 맡아야 합니다.
잘 따라 해 주세요.

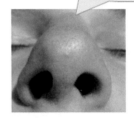

아세톤 냄새를
맡아 보셨나요?

(아세톤 냄새를 1회 맡아 보겠습니다.)

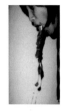
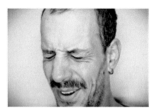

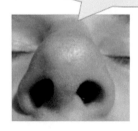

실제로 아세톤 용액의 냄새를 맡고
메스꺼움을 느끼셔야 합니다.
잘 따라 해 주세요.

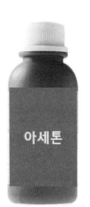

아세톤

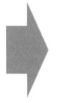

아세톤 냄새가 메스껍고,

토 나올 것 같습니다.

(메스꺼움, 구토를 2분간 느껴 보세요.)

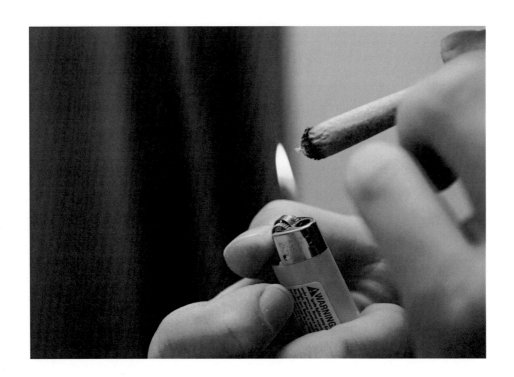

③ 증강 테라피 3단계

부탄(라이터 가스)

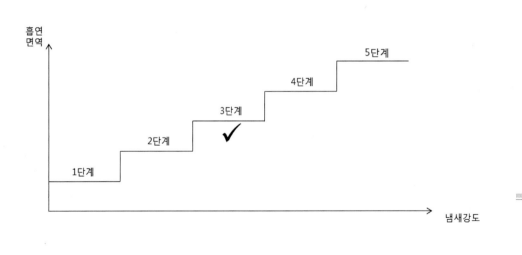

3부
단무지
테라피
시작

부탄가스(라이터 가스)

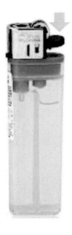

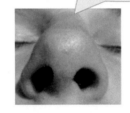

실제로 부탄가스의
냄새를 맡아야 합니다.
잘 따라 해 주세요.

※ 부탄가스(라이터 가스) 발생 방법
  ① 라이터 그림에 있는 화살표 방향으로 가스배출밸브를 누른다.
  ② 냄새를 1회 소량 맡는다.

  주의사항: 인체에 유해하니 과다 흡입하지 않는다.

부탄가스 냄새를
맡아 보셨나요?

(부탄가스 냄새를 1회 맡아 보겠습니다.)

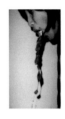
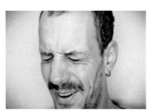

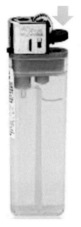

실제로 부탄가스의 냄새를 맡고
메스꺼움을 느끼셔야 합니다.
잘 따라 해 주세요.

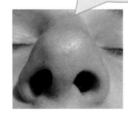

부탄가스 냄새가 메스껍고,

토 나올 것 같습니다.

(메스꺼움, 구토를 2분간 느껴 보세요.)

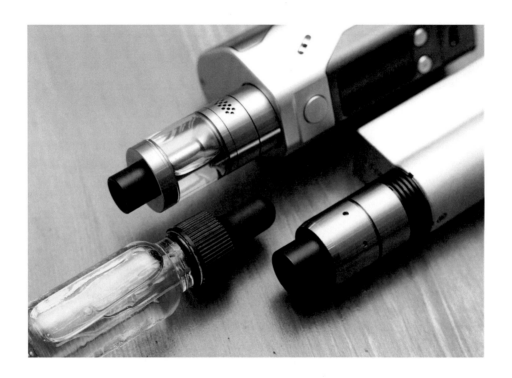

④ 증강 테라피 4단계

니코틴(담배용액)

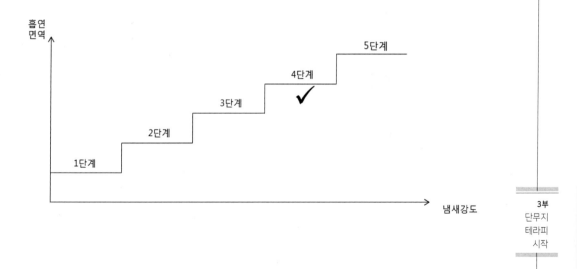

니코틴액

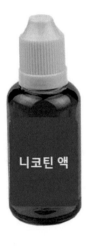

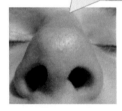

실제로 니코틴액의
냄새를 맡아야 합니다.
잘 따라 해 주세요.

니코틴액 냄새를

맡아 보셨나요?

(니코틴액 냄새를 1회 맡아 보겠습니다.)

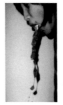
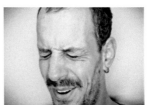

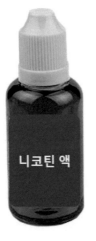

실제로 니코틴액의 냄새를 맡고
메스꺼움을 느껴주셔야 합니다.
잘 따라 해 주세요.

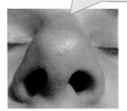

니코틴 액

니코틴액 냄새가 메스껍고,

토 나올 것 같습니다.

(메스꺼움, 구토를 2분간 느껴 보세요.)

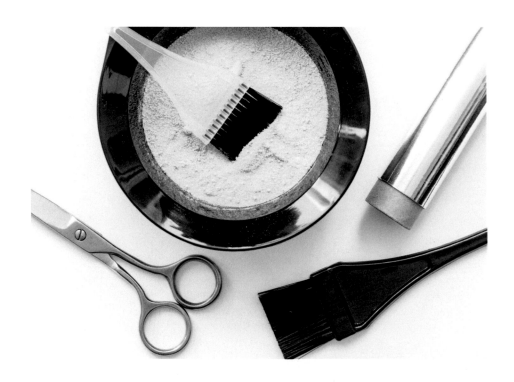

⑤ 증강 테라피 5단계

황산/톨루엔(염색약)

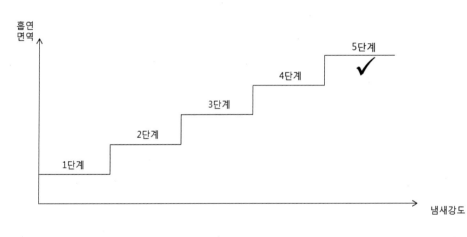

황산/톨루엔(염색약)

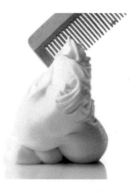

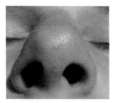

실제로 황산/톨루엔(염색약)의
냄새를 맡아야 합니다.
잘 따라 해 주세요.

황산/톨루엔 냄새를

맡아 보셨나요?

(황산/톨루엔 냄새를 1회 맡아 보겠습니다.)

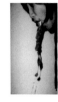
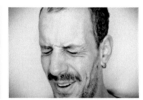

실제로 황산/톨루엔(염색약)의
냄새를 맡고 메스꺼움을 느끼셔야 합니다.
잘 따라 해 주세요.

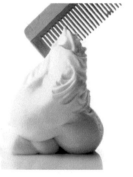

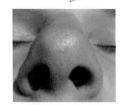

황산/톨루엔 냄새가 메스껍고,

토 나올 것 같습니다.

(메스꺼움, 구토를 2분간 느껴 보세요.)

169

□ Break Time

잠깐 쉬는 시간을 갖겠습니다!

담배중독에 대한 2차 브레인 샤워가 끝났습니다.

1. 담배 한 대 피우고 오세요. **증강 테라피를 마친 후의 담배 맛은 어떠한지 느껴 보세요.**

2. 10분 후에 다시 시작하겠습니다.

■ 종합 테라피

지금부터 종합 테라피 5단계를 실시하겠습니다.

기본 테라피와 증강 테라피를 실천하시느라 고생이 많으셨습니다. 이제 여러분의 뇌에는 상당한 수준의 흡연 면역력이 쌓였을 것입니다. 하지만 방심하면 안 됩니다. 기본 테라피와 증강 테라피로 생성된 흡연에 대한 면역이 지속되려면 일정 기간 면역력 보강 훈련을 하셔야 합니다. 그래서 종합 테라피를 일종의 보조 테라피로 준비했습니다.

종합 테라피는 지금까지 애써 실천해 온 기본 테라피와 증강 테라피를 습관화할 수 있도록 우리가 매일 접하는 일상적인 행동에 단무지 금연 테라피를 자연스럽게 접목시키는 방법입니다.

1. 눈을 크게 떠 주세요.

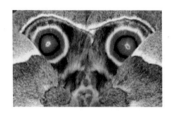

2. 테라피 내용대로 충실히 따라 해 주세요.

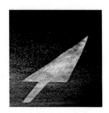

3. 여러분 인생이 달라집니다.

※ 종합 테라피 준비물

그렇다면 우리가 매일 접하는 일상적인 행동에는 무엇이 있을까요? 바로 누구나 하루에 세 번 하는 것, 식사와 양치질이 있습니다. 그런데, 그렇다고 하여 단무지 금연 테라피를 통해 메스꺼움을 느끼면서 식사하는 것은 생각만 해도 너무 끔찍합니다. 싫습니다. 그럼 양치질은 어떨까요? 우리는 양치질을 할 때 이만 닦는 것이 아니라 혓바닥도 닦습니다. 그러다 안쪽을 닦으면 구역질이 나지요.

종합 테라피의 기본 개념은 바로 양치할 때 특히 **혓바닥 안쪽을 닦을 때 구역질이 나는 그 순간 기본요법과 증강요법에서 선정된 발암물질들을 떠올리시는 겁니다.** 연탄가스 냄새, 매연 냄새, 니코틴 냄새, 염색약 냄새를 상상하면서 혀를 닦아보세요. 더불어 내가 담배를 피우던 모습도 상상해보세요. 양치질을 하는 지금 내 입안으로 들어오는 것은 치약과 칫솔인데 예전에 담배를 피울 때 내 입속으로 들어오던 것은 역한 냄새의 구역질나는 발암물질들이었을 것입니다. 훨씬 구역질이 심해지는 것을 느낄 수 있습니다.

다소 이상한 혹은 거북한 방법이라 생각이 드실지 모르겠습니다. 하지만 효과는 확실합니다!

담배를 끊지 못해 서서히 암에 걸리는 것보다 훨씬 낫습니다.

당분간 양치할 때마다 혓바닥을 닦으면서 단무지 금연 테라피를 접목해 보세요. 여러분에게 다시는 금단증상이 나타나지 않을 것입니다. 그럼 이제 실습을 한 번 해 볼까요?

양치하기

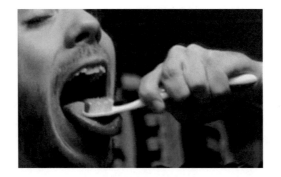

칫솔을 준비해 주세요!

양치할 때, 구역질이 시작되는 지점을 닦아 구역질을 느끼면서 내가 담배를 피우던 모습과 함께 이전 테라피에서 나왔던 발암물질들 그리고 고약한 실제 냄새를 떠올리세요!

이것이 단무지 종합 테라피의 출발입니다.

① 종합 테라피 1단계

양치 + 시각

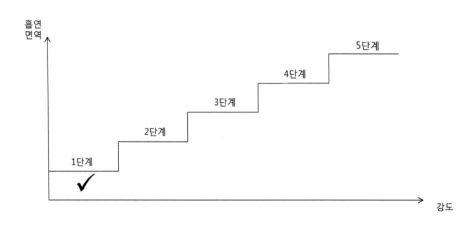

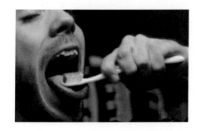

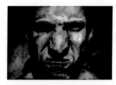
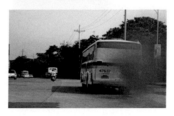

양치할 때, 구역질이 시작되는 지점을 닦아 구역질을 느껴 보세요.

그러면서 동시에 **매연, 연탄가스 시각 이미지**를 떠올려 주세요.

그리고 구역질의 강도를 좀 더 높여 주세요! (2분간 지속해 주세요.)

② 종합 테라피 2단계

양치 + 부탄

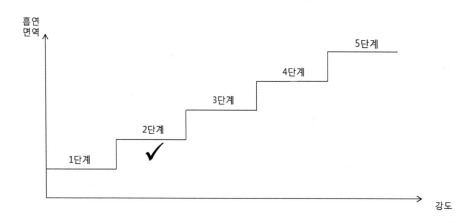

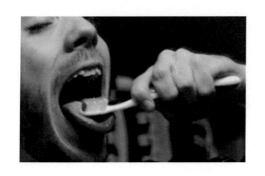 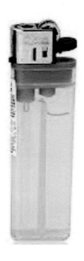

양치할 때, 구역질이 시작되는 지점을 닦아 구역질을 느껴 보세요.

그러면서 동시에 **라이터 가스 냄새**를 기억해 보세요.

그리고 구역질의 강도를 좀 더 높여 주세요! (2분간 지속해 주세요.)

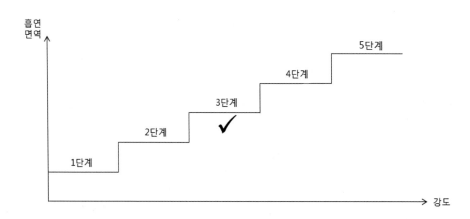

③ 종합 테라피 3단계

양치 + 니코틴

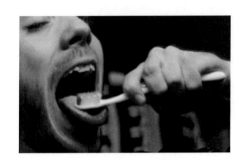

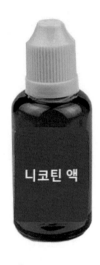

니코틴 액

양치할 때, 구역질이 시작되는 지점을 닦아 구역질을 느껴 보세요.

그러면서 동시에 **니코틴액의 냄새**를 기억해 보세요.

그리고 구역질의 강도를 좀 더 높여 주세요! (2분간 지속해 주세요.)

④ 종합 테라피 4단계

양치 + 염색약

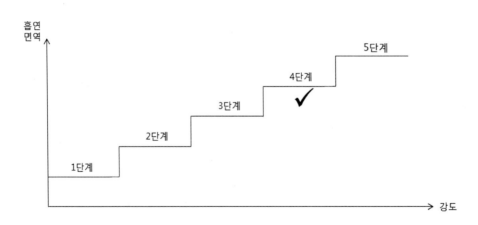

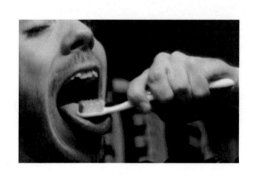 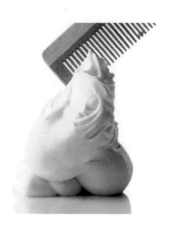

양치할 때, 구역질이 시작되는 지점을 닦아 구역질을 느껴 보세요.

그러면서 동시에 **염색약 냄새**를 기억해 보세요.

그리고 구역질의 강도를 좀 더 높여 주세요! (2분간 지속해 주세요.)

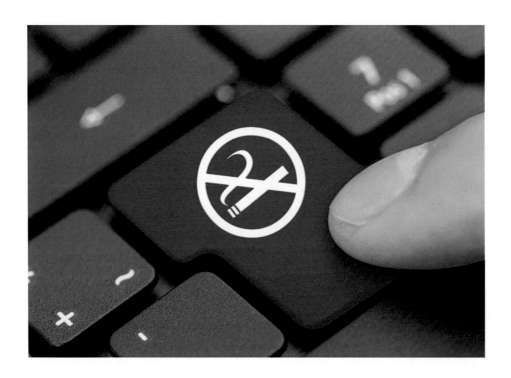

⑤ 종합 테라피 5단계

양치 + 종합

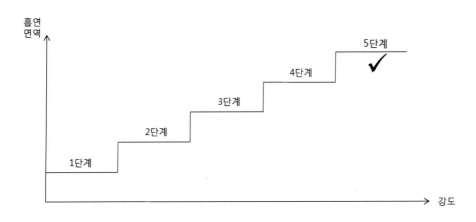

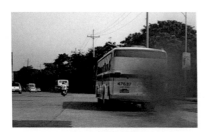
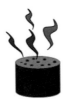
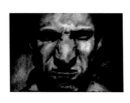
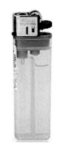
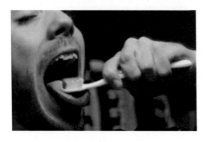
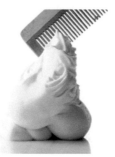
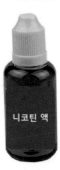

니코틴 액

양치할 때, 구역질이 시작되는 지점을 닦아 구역질을 느껴 보세요.

그러면서 동시에 **연탄가스, 자동차 매연, 라이터 가스, 니코틴액, 염색약 냄새**를 차례차례 기억해 보세요.

그리고 구역질의 강도를 극대화해 주세요!

(3분간 지속해 주세요.)

담배 생각보다 먼저 상상할수록, 생생하게 상상할수록 흡연 중독이 약화되는 것을 느끼고 나아가 흡연 욕구가 사라지는 것을 느낄 수 있으실 것입니다. 매일매일 상상의 브레인 샤워를 실천하세요!

테라피를 마치며

　모쪼록 책을 다 읽으신 분들 모두 '단무지 금연 테라피'가 얼마나 단순한지, 얼마나 효과적인지 온몸으로 느끼셨기를 바랍니다. 이 테라피를 따라 하다 보면 속이 다소 불편하고 메스껍겠지만 그만큼 흡연 욕구에 대한 면역력이 쌓이는 것이라 스스로를 위로해 주셨으면 합니다.

　흡연 중독이 강하면 강할수록 이러한 메스꺼움은 오래 지속될 것입니다. 하지만 걱정하지 마십시오. 그만큼 저자의 '단무지 금연 테라피' 내용을 정확히 따라 하셨기 때문입니다.

이 테라피를 실천하면 누구나 담배로부터 멀어지는 효과를 볼 수 있을 것입니다. 하지만 일단 성공했다고 방심하지 말고 이 테라피를 수시로 반복하실 것을 강조하고 싶습니다. 이 테라피를 시행한 후, 첫 일주일간은 매일 하루 수회의 '단무지 금연 테라피'를 반복 실시하여 흡연 욕구에 대한 면역력을 유지하는 것이 매우 중요합니다.

차츰 시간이 지나면서 횟수를 줄이더라도 그 효과는 유지되고 흡연에 대한 면역력은 날로 상승함을 느낄 수 있을 것입니다. 특히 종합 테라피를 할 때만큼은 괴로울 정도로 혓바닥을 박박 닦아가며 구역질을 제대로 느껴 보시길 간곡히 당부합니다. 효과를 제대로 볼 수 있기 때문입니다.

이렇게 1~2주만 제대로 실행한다면 술을 마시더라도, 당구를 치더라도, 골프를 치더라도 흡연 욕구 자체를 아예 느끼지 못하게 됩니다. 정말 그렇게 됩니다. 믿고 따라 해

보십시오. 수년 혹은 수십 년 동안 흡연에 중독된 당신의 뇌와 몸을 흡연 이전의 상태로 되돌리는 것에 비하면 너무나 '단순하고 무리 없고 지속적인 금연 테라피'가 아닐까요?

부디 당신이 담배로부터 영원히 자유로워지기를 진심으로 기원합니다.